日本スポーツリハビリテーション学会

JSSR認定トレーナーテキスト

**JSSR認定
トレーナーテキスト
編集委員会** 監修

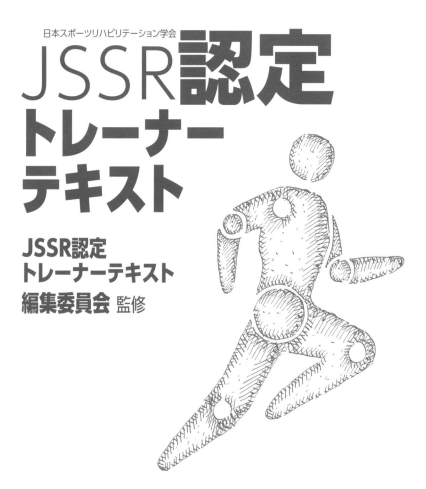

医学映像教育センター

緒　言

　私は、長年、整形外科医として、手術に携わって来ました。手術をするには、解剖や生理、病理などの医学知識に加え、手術にかかわる知識と技術が必要になります。これらの知識と技術をもとに、先輩医師の指導を受けながら経験を積むことで、やっと自分で手術ができるようになります。それでも、手術をするたびに、反省点や新しいテーマが見つかり、さらに、研鑽を積む必要を感じます。外科医は、よく職人にたとえられますが、私個人はその通りだと思っています。同様に、理学療法士や柔道整復師、鍼灸マッサージ師やスポーツトレーナーなども、職人のカテゴリーに入ると考えています。医学やトレーニングに関する基本的な知識を身に着け、技術を習得し、人々の痛みを軽減したり、運動能力を高めたりするわけですが、正しく実技を習い、経験を積むことによって、知識と技術が洗練されていきます。

　しかし、実際のところ、理学療法士や柔道整復師、スポーツトレーナーの方々が、学校を卒業すると、よほど恵まれた環境でなければ、知識や技術を高めることが難しいように思えます。各種の講演会などで、ある程度の知識は身に着けられますが、治療やトレーニングをするための実技を同時に習得する機会は非常に少ないと思います。

　そこで、いろいろなスポーツ外傷、障害に関する知識と治療やトレーニングにかかわる実技を同時に提供できるようなセミナーを開きたいと考え、この学会を立ち上げました。

　現在、小学生から高齢者まで、広い世代にわたって、数多くの人々がスポーツを愛好しています。そして、彼らが怪我をしたときに望むのは、原因を知り、治療を受け、正しいトレーニングをして、また、スポーツに復帰することです。その望みに応えられるような知識と技術を身に着ける機会を、セミナーを通して提供したいと思います。

　今回、日本スポーツリハビリテーション学会のスタッフの皆様の多大なるご努力のおかげで、本学会のトレーナー制度の教本が完成しました。リハビリテーションに関する専門家の知識が、多岐に渡り、丁寧に執筆されています。スポーツリハビリテーションの職人を目指す方々の知識と技術の向上にきっとお役に立てることと思います。

日本スポーツリハビリテーション学会

会長　石橋　俊郎

日本体育協会公認アスレティックトレーナー（日体協 AT）制度が発足して 20 数年、多くの先達と関係者の汗と努力が、我が国のスポーツ医科学およびトレーニング技術の発展を推し進め、日本のスポーツトレーナーのレベルは大きく向上しました。今日スポーツトレーナーは選手や競技団体からの信頼を集め、チームに必要不可欠な存在としてその地位を築いています。近年は第一線のスポーツ現場ばかりでなく、地域スポーツの現場や医療現場、あるいは高齢者の健康増進事業への関わり等、職域は広がりをみせています。このことはスポーツトレーナーのノウハウやスキルがスポーツ現場はもちろんのこと、他の分野でも有益に活用され、より一層社会に貢献できる可能性を示しているのではないでしょうか。

　このように職域の広がりと新たな活躍が期待される中、スポーツトレーナーになるためには非常に多くのことを学ぶ必要があり、その領域は実に広範囲です。日本では日体協 AT を頂点として、スポーツトレーナーに関連した資格が複数ありますが、これらの広い領域を全てカバーしている資格はほとんどありません。いずれの領域に重点を置くかで資格にはそれぞれの独自性と特長が現れます。我々日本スポーツリハビリテーション学会の認定する「トレーナー」資格は、スポーツトレーナーとして活動する上での基礎、そして基本となる事項を取り上げ、簡潔で平易にまとめることに努めました。残念ながら誌面やその他の関係で割愛した内容もありますが、それらの内容も、今後何らかの形でフォローできるよう検討しています。まずはこのテキストの内容を十分に勉強していただき、それぞれの現場に積極的に出掛けて下さい。そして悩んだり困ったりしている人達を一人でも多くサポートしてあげて下さい。いつの日か、皆さんにお会いできることを楽しみにしています。

日本スポーツリハビリテーション学会
認定トレーナーテキスト編集委員会
委員長　雨宮　克也

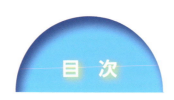

緒 言　II
著者一覧　VIII

第1章　トレーナーとは _____ 1

日本スポーツリハビリテーション学会認定トレーナー資格の目的 _____ 1
本学会認定トレーナー取得後の業務内容 _____ 1

第2章

第1節　脊柱と胸郭 _____ 5

1. 脊柱と胸郭の骨格 _____ 5
   - 1－1. 脊柱 _____ 5
   - 1－2. 胸郭 _____ 8

2. 脊柱と胸郭の筋 _____ 10
   - 2－1. 頸部の筋 _____ 10
   - 2－2. 胸部の筋 _____ 11
   - 2－3. 腹部の筋 _____ 11
   - 2－4. 背部の筋 _____ 12
   - 2－5. 呼吸筋 _____ 13

3. 脊柱・胸郭の神経 _____ 13
   - 3－1. 脊髄から出る脊髄神経 _____ 13
   - 3－2. 脊髄神経の分布 _____ 14

第2節　上肢帯と上肢 _____ 15

1. 上肢の骨格 _____ 15
   - 1－1. 上肢帯の骨 _____ 15
   - 1－2. 上腕骨 _____ 17
   - 1－3. 前腕の骨 _____ 17
   - 1－4. 手の骨 _____ 18

2. 自由上肢の連結 _____ 19
   - 2－1. 肩関節 _____ 19
   - 2－2. 肘関節 _____ 19
   - 2－3. 橈骨と尺骨の連結 _____ 19

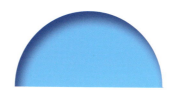

  3. 肩甲帯と上肢の筋 _____ 20
    3 − 1. 上肢帯の筋 _____ 21
    3 − 2. 肩関節の筋 _____ 21
    3 − 3. 肘関節の筋 _____ 21
    3 − 4. 前腕の筋 _____ 21
    3 − 5. 手筋 _____ 21

 第 3 節　下肢帯と下肢 _____ 23
  1. 下肢帯と下肢の骨格 _____ 23
    1 − 1. 下肢帯：寛骨（腸骨、坐骨、恥骨） _____ 23
    1 − 2. 骨盤：左右寛骨、仙骨、尾骨 _____ 24
    1 − 3. 大腿：大腿骨、膝蓋骨 _____ 24
    1 − 4. 下腿：脛骨、腓骨 _____ 25
    1 − 5. 足：足根骨（距骨、踵骨、舟状骨、立方骨、内側楔状骨、中間楔状骨、
       外側楔状骨）、中足骨、指骨（基節骨、中節骨、末節骨） _____ 25

  2. 下肢帯と下肢の関節・靭帯・筋 _____ 26
    2 − 1. 股関節 _____ 26
    2 − 2. 膝関節 _____ 27
    2 − 3. 足部の関節 _____ 28

第 3 章　基礎運動学 _____ 39

 1. 身体と運動 _____ 39
    1 − 1. 基本肢位 _____ 39
    1 − 2. 身体の基本面 _____ 40
    1 − 3. 各面上での身体の運動 _____ 40

 2. 力と運動 _____ 41
    2 − 1. 身体重心 _____ 41
    2 − 2. 重心線 _____ 41
    2 − 3. 支持基底面 _____ 42
    2 − 4. てこの種類 _____ 43
    2 − 5. 筋肉の収縮様式 _____ 44
    2 − 6. 凹凸の法則 _____ 44

 3. 身体の機能解剖 _____ 45
    3 − 1. 脊柱の機能解剖 _____ 45
    3 − 2. 肩甲帯と上肢の機能解剖 _____ 46
    3 − 3. 肘関節 _____ 48
    3 − 4. 手関節 _____ 49

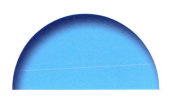

  4. 骨盤と下肢の動き 50
    4−1. 股関節の機能解剖 50
    4−2. 膝関節の機能解剖 52
    4−3. 足関節の機能解剖 54

第4章 検査測定 59

  1. 検査測定と評価のプロセス 59

  2. トレーナーに必要な基本的な検査測定の方法 60
    2−1. 姿勢の観察 60
    2−2. 姿勢に影響を及ぼす下肢アライメント 61
    2−3. 身体計測 62
    2−4. 整形外科的テスト 64
    2−5. 関節可動域測定 73
    2−6. 関節弛緩性 80
    2−7. 筋タイトネス 80
    2−8. 筋力の測定 82

第5章 リラクゼーション手技 93

  1. 物理的刺激によるリラクゼーション 93

  2. 徒手による刺激の種類と実際 96

第6章 ストレッチング 105

  1. ストレッチングとは 105

  2. ストレッチングの効果と目的 105
    2−1. 結合組織の伸張性を高める 106
    2−2. 筋緊張を軽減する 106
    2−3. 血液循環を改善する 107

  3. ストレッチング実技 108

第7章 筋力トレーニング 129

  1. 筋のトレーニング効果 129
    1−1. 筋肥大と筋肉痛 129
    1−2. リクルートメント 131

  1 - 3. 筋内を低酸素状態にする _____ 131
  1 - 4. マッスルメモリー _____ 131
  1 - 5. 超回復 _____ 132
  1 - 6. 筋力トレーニングのメリット・デメリット _____ 132

 2. トレーニング効果を高めるための原理・原則 _____ 134

 3. トレーニング方法 _____ 135
  3 - 1. 負荷設定 _____ 135
  3 - 2. 1RM の算出 _____ 137
  3 - 3. 種目の選択 _____ 138

 4. トレーニングの種類 _____ 139
  4 - 1. マシーントレーニング _____ 139
  4 - 2. フリーウエイト _____ 143
  4 - 3. プライオメトリックトレーニング _____ 148
  4 - 4. チューブトレーニング _____ 154

第 8 章　ファーストエイド _____ 159

 1. 心肺蘇生 _____ 159
  1 - 1. 心停止の予防 _____ 160
  1 - 2. 早期認識と通報 _____ 160
  1 - 3. 一次救命処置（心肺蘇生と AED） _____ 160
  1 - 4. 二次救命処置と心拍再開後の集中治療 _____ 166

 2. 気道異物 _____ 166

 3. ファーストエイド _____ 167
  3 - 1. 体位と移動 _____ 167
  3 - 2. 病気に対するファーストエイド _____ 169
  3 - 3. ケガに対するファーストエイド _____ 173

 4. 救急隊や医療機関との連携 _____ 178

 5. 救急蘇生法に関する法律 _____ 179

日本スポーツリハビリテーション学会　認定トレーナー試験　練習問題 _____ 181
資料 _____ 193
索引 _____ 199

著者一覧

雨宮　克也	埼玉医科大学かわごえクリニック　リハビリテーション外来診療室
安藤　正志	法政大学　スポーツ健康学部
佐野　徳雄	帝京科学大学　医療科学部　理学療法学科
鈴木　健介	日本体育大学　保健医療学部
関口　賢人	健康科学大学　健康科学部　理学療法学科
中山　彰博	帝京科学大学　医療科学部　理学療法学科
林田　はるみ	常葉大学　健康プロデュース学部　心身マネジメント学科
升　佑二郎	健康科学大学　健康科学部　理学療法学科
昇　寛	帝京科学大学　医療科学部　柔道整復学科
須賀　涼太郎	日本体育大学　保健医療学部　救急医療学科

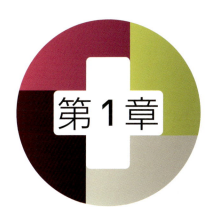

第1章

安藤 正志
法政大学 スポーツ健康学部

トレーナーとは

　一般的に、スポーツ競技選手の健康や体調の管理、技術指導を行う指導者をさすことが多いが、現在では、これに加えて中高年者を含めた一般人に、健康増進を目的としたトレーニングなどの種々なサービスを提供する指導者のことを広くトレーナーと呼んでいる。

日本スポーツリハビリテーション学会認定トレーナー資格の目的

　個人の背景とキャリア（どのような職場や現場で活躍しているか）により、メディカル分野で活躍する人材、フィジカル分野で活躍する人材が決定される。
　フィジカル系のトレーナーは、筋力や持久力、柔軟性を改善するためのトレーニングメニューを作成・指導・分析し、メディカル系のトレーナーは外傷や怪我の予防、故障後のメンテナンスを主に行う。本学会の認定トレーナー制度は、フィジカル系トレーナー、メディカル系トレーナーとして活躍したい人材を養成する教育課程制度である。

本学会認定トレーナー取得後の業務内容

1　身体能力の測定

　筋力や持久力などの体力を増進したいのか、健康を増進したいのか、あるいは腰や膝の痛みなどの運動器疾患を予防したいのかなど、対象者には様々なニーズがある。まずトレーナーは対象者が何を望んでいるかを問診し把握する。
　トレーナーは対象者に対して、主に運動負荷を加えることで問題を解決することになるが、安静時のバイタルサイン（血圧、脈拍、呼吸数）を測定し、運動負荷を加えるこ

とに問題がないかをチェックしなければならない。

　対象者の何が問題である（劣っている）のかを把握するには、種々の体力測定を行い、現在の身体能力を把握する必要がある。

2　体力増進の指導

　トレーナーは体力測定の結果を評価し解釈して、パフォーマンスを改善させるにはどの体力を増進する必要があるかなどの説明をしなければならない。例えば体力測定の結果、極端に体幹筋が弱い対象者であれば、その結果を対象者に説明する。次に体幹筋を強化するためのトレーニングメニューを作成し、実際にトレーニングを指導する。股関節の柔軟性の劣る対象者では、股関節の柔軟性を改善するためのトレーニングメニューを作成し、実際にトレーニングを指導する。体幹筋のトレーニングにしても股関節の柔軟性のトレーニングにしても、一度のトレーニングだけでは効果がないため、これらのトレーニングを生活の中に取り入れて習慣化させるために指導を行う。

3　健康増進のための指導

　対象者が高齢者や普段運動習慣のない一般成人であるときには、健康増進がトレーニングの目的となる。トレーナーはこのための知識を伝達し、健康増進のためのトレーニングメニューを作成し、実際にトレーニングを指導する。また、こうしたトレーニングを生活習慣に取り入れるための生活指導を行う。

4　運動器疾患の予防

　過去に腰痛を発症したり、捻挫を経験したり、膝の痛みなどを経験したことのある対象者は、再発予防がトレーニングの目的となる。トレーナーは予防のために必要な知識を提供する。また、トレーニングメニューを作成し実際に指導するとともに、再発を予防するための生活指導を行う。

5　運動器疾患の改善

　対象者が、現在医療機関で運動器疾患の診断を受け、治療中であれば、合法的立場にいるトレーナーのみが対処することができる。例えば、対象者が骨折や靱帯損傷を受傷しクリニックで治療中であれば、そのクリニックで勤務している厚生労働省の国家資格を有するものだけが対処できる。もし国家資格を有するトレーナーであっても、医療機関以外の場所で診断された傷害部位にマッサージ、ストレッチ、あるいはトレーニングなどの行為を行うことは医師法で禁止されており違法となる。

　合法的立場でいるトレーナーが運動器疾患を有する人々に対し、治療効果向上を目的として適切なトレーニングを行うときには、改善のためのトレーニングメニューを作成し、実施することができる。医学的な知識を提供した上で、治療効果向上を目的とした適切な自主トレーニング法を指導する。

表 1-1　本学会認定トレーナー資格者の業務内容

1　身体能力の測定

運動負荷によるリスクの調査（問診）

バイタルサインの測定

体力の測定（筋力、持久力、柔軟性、バランス、敏捷性など）

その他身体能力を把握するための測定

2　体力増進のための指導

体力増進のための知識の伝達

体力増進のためのトレーニングメニュー作成

体力増進のためのトレーニング指導

体力増進のための生活指導

3　健康増進のための指導

健康増進のための知識の伝達

健康増進のためのトレーニングメニュー作成

健康増進のためのトレーニング指導

健康増進のための生活指導

4　運動器疾患の予防

予防のための知識の伝達

予防のためのトレーニングメニュー作成

予防のためのトレーニング指導

予防のための生活指導

5　運動器疾患の改善（合法的背景の持ち主※）

改善のための知識の伝達

改善のためのトレーニングメニュー作成

改善のためのトレーニング指導

改善のための生活指導

※医師により傷病名を診断された対象者を指導するには
厚生労働省国家資格を有するものでなければならない。

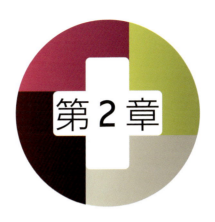

第 2 章

第1節
脊柱と胸郭

昇　寛
帝京科学大学 医療科学部 柔道整復学科

1. 脊柱と胸郭の骨格

1 − 1. 脊柱

　脊柱は26個（骨化前は32〜34個）の椎骨が縦に連結し、胴体の後部で支柱をなす強固な骨格である。

図2-1-1　脊柱と胸郭の骨格

　脊柱は上から順に頸椎（7個）、胸椎（12個）、腰椎（5個）、仙椎（5個）、尾椎（3〜5個）に区別されて連なる。

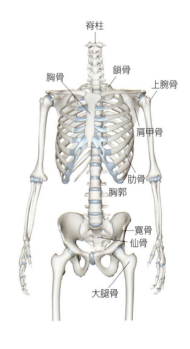

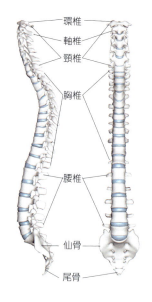

図2-1-2 脊柱
脊柱の全体としての形状は、前額面でほぼ直線である。また矢状面では、頸椎前弯、胸椎後弯、腰椎前弯、仙椎と尾椎後弯、という4つの生理的弯曲を呈する。

【椎骨のかたち】
　椎骨は、一般的に本体である椎体と後方にアーチ状の椎弓で形成する。椎体と椎弓の間の椎孔が連なり、全体として脊柱管を形成し、その中を脊髄が通る。ただし、脊柱上端付近や下端付近の椎骨においては形状を異にするものも存在する。
　前方の椎体は短い円柱状で、上下の椎体は椎間円板によって連結する。
　椎弓には棘突起、横突起、上関節突起、下関節突起の4つの突起があり、上関節突起、下関節突起は、それぞれ上下の椎骨の上関節突起、下関節突起と平面関節を形成して連結する。

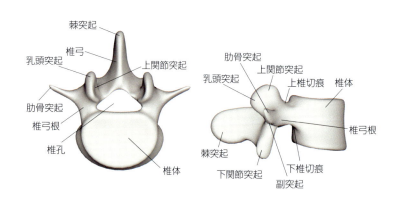

図2-1-3　椎骨（腰椎）

【脊柱の靱帯】
　脊柱の靱帯は大きく分別すると、上下の椎骨を連結するものと、脊柱全体を通じて連結するものがある。
　上下の椎骨を連結するものには、黄色靱帯や棘間靱帯、また脊柱全体を通じて連結するものには、前縦靱帯や後縦靱帯、棘上靱帯、項靱帯などがある（図2-1-4）。

【椎間円板】

椎間円板は、椎体と椎体の間に存在し、体重の緩衝作用や各椎体の連結、脊柱の可動性の確保などがその役割である。椎間円板は、中心にある髄核とその周りを取り囲む線維輪で構成される。脊柱の運動時には、髄核の位置が移動することで調整される（図2-1-4）。

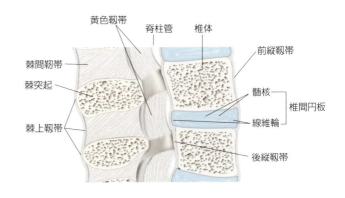

図2-1-4　脊柱の靭帯

【頸椎】

第1頸椎は環椎（図2-1-5）とも呼ばれ、椎体が存在せず、全体として環（輪）状の形状を呈する。横突起基部上方の関節窩が、後頭骨に適応し関節頭を受ける形状である。環椎下面は平坦な関節面で第2頸椎と環軸関節を形成する。

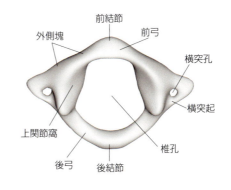

図2-1-5　第1頸椎（環椎）

第2頸椎は軸椎（図2-1-6）とも呼ばれ、椎体に円柱状の歯突起が上方に伸びており、この歯突起を軸にして環椎が嵌り込む仕組みである。

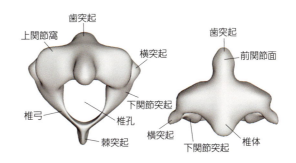

図2-1-6　第2頸椎（軸椎）

第3から第7頸椎はほぼ同様の形状で、横突起の基部には横突孔が開口し、椎骨動脈が通っている。

【胸椎】
胸椎の特徴は、12対の肋骨と肋骨頭関節と肋横突関節を形成する。肋横突関節は肋骨結節と胸椎横突起との関節である。

【腰椎】
腰椎の特徴は、椎体の中で最も大きな椎体で、特に第5腰椎は脊柱の中で最大である。また棘突起も大きい。働きは、上半身の体重支持、大きな可動性の確保など、強固な構造が必要な個所である。腰椎には肋骨が退化した肋骨突起があり、その後方に小さな横突起が存在する。

【仙椎】
胎生期から小児期に5個の仙骨は、成人して1個の仙骨を作る。仙骨は上部が広く大きく、下部にいくほど細くなる。両外側では腸骨と仙腸関節（平面関節の一種の半関節）を形成する。

【尾椎】
尾椎は3〜5個の小骨からなり、成人すると融合して1個の骨となる。ヒトの尾椎は哺乳類の尾の退化したものである。

1−2. 胸郭

【胸郭のかたち】
上部胸部を入れるかご様のかたちの骨格を形成する。上部胸部には、心臓や左右肺臓などの重要な臓器があり、それらを保護する形状である。

図2-1-7　胸椎と肋骨

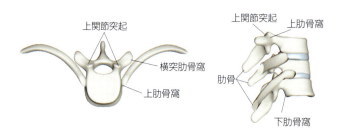

【肋骨】

　肋骨は12個の胸椎に対応させて、左右12対24本の弓状の扁平骨である。上位7対（真肋）は前方で肋軟骨を介して直接胸骨につく。下位の5対（仮肋）は前方で肋軟骨と合流するが胸骨には直接つかず、最下位の2本（浮遊肋）は末端が浮遊したままである。形状は上位の骨ほど短く弯曲も強く、下位の骨ほど弯曲が少ない。

　肋骨の前方部は軟骨で、肋軟骨という。肋軟骨の役割は、胸郭の可動性（上下方向、前後方向、左右方向）、および胸郭への外力の緩衝作用向上である。

　肋骨と胸椎は、肋椎関節（肋横突関節、肋骨頭関節）を形作る（図2-1-7）。この2つの関節をまたぐ直線を軸として回旋運動がおこると、胸郭全体の上下運動につながる（図2-1-8）。

図2-1-8　呼吸時の胸郭の動き（左：上面、右：側面）

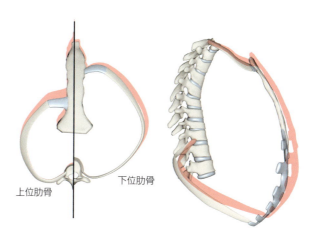

【胸骨】

　胸骨は、胸郭前面にある細長い扁平骨である。胸骨は胸骨柄（最上部）、胸骨体（中央部）、剣状突起（最下部）からなる。それぞれ線維軟骨で結合しており、剣状突起は軟骨であるが、成人して骨化し一個の骨となる。

　胸骨は、鎖骨と肋骨とで、それぞれ胸肋関節、軟骨間関節、胸骨軟骨結合を形成する。

2. 脊柱と胸郭の筋

(筋の起始、停止、作用、支配神経の詳細は章末を参照)

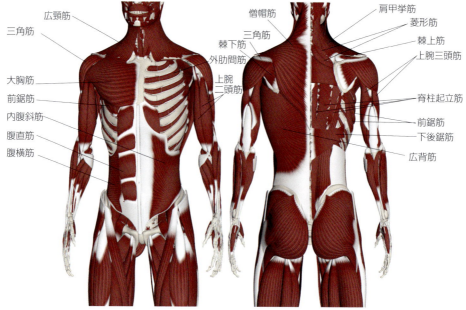

図2-1-9　脊柱と胸郭の筋

2−1. 頸部の筋

【胸鎖乳突筋】

　胸鎖乳突筋には胸骨柄と鎖骨内側に起始部があり、乳様突起と後頭骨に停止する広大で強靭な筋である。

【斜角筋】

　前斜角筋、中斜角筋、後斜角筋がある。前斜角筋は第3〜6頸椎横突起からはじまり、第1肋骨に停止する。中斜角筋は第2〜7頸椎横突起からはじまり、第1肋骨に停止する。後斜角筋は第4〜6頸椎横突起からはじまり、第2肋骨に停止する。

【椎前筋】

　前頭直筋、外側頭直筋、頭長筋、頸長筋などがある。前頭直筋は、環椎外側にはじまり後頭骨に停止する。外側頭直筋は、環椎横突起にはじまり後頭骨に停止する。頭長筋は、第3〜6頸椎横突起からはじまり後頭骨に停止する。頸長筋は、第2〜5頸椎体からはじまり下部頸椎体・上部胸椎体に停止する。

2－2. 胸部の筋

【大胸筋】
　大胸筋は胸の前面に大きく発達して広がる筋である。鎖骨、胸骨、第1～6肋軟骨、腹直筋からはじまり上腕骨大結節に停止する。大胸筋下縁後方の窪みが腋窩である。

【小胸筋】
　第3～5肋骨からはじまり肩甲骨烏口突起に停止する。この小胸筋は大胸筋の裏面に存在する。

2－3. 腹部の筋

【腹直筋】
　恥骨からはじまり、第5～7肋軟骨、剣状突起に停止する。へその両側を走行する1対の細長い筋が腹直筋である。この筋は腱画という結合組織の横段によって区切られている。腱画は腹直筋の4～5節をつなぐ腱である。

　腹直筋は、腹直筋鞘に包まれており左右の鞘が正中部で合して白線をなす。

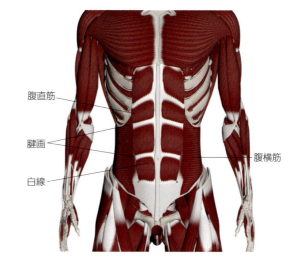

図2-1-10　腹筋群

【側腹部の筋】
　側腹部は外層（外腹斜筋）、中層（内腹斜筋）、内層（腹横筋）の筋からなる。

　外腹斜筋は、第5～12肋骨からはじまり腹直筋鞘・白線、腸骨稜に停止する。内腹斜筋は、胸腰筋膜、腸骨稜、鼠径靱帯からはじまり第10～12肋骨、腹直筋鞘・白線に停止する。腹横筋は、第7～12肋骨、胸腰筋膜、腸骨稜、鼠径靱帯からはじまり腹直筋鞘に停止する。

　また、腰方形筋は、腸骨稜・胸腰筋膜からはじまり第12肋骨・腰椎横突起に停止する。

2－4. 背部の筋

【僧帽筋】
　頸部から背面にかけて走行する3つの線維に分かれた背部にある最大の筋である。上部線維・中部線維・下部線維に分けられる。起始は、外後頭隆起・項靱帯・第7頸椎〜第12胸椎棘突起からはじまり鎖骨・肩峰・肩甲棘に停止する。

【前鋸筋】
　第1〜9肋骨からはじまり、肩甲骨内側縁に停止する。前縁が肋骨に応じてのこぎり様につくことがその名前の由来となっている。

【肩甲挙筋】
　第1〜4頸椎の横突起からはじまり、肩甲骨上角・肩甲骨内側縁に停止する。

【広背筋】
　背部に広がる広大な筋である。第7胸椎から仙椎までの棘突起・肋骨下部・肩甲骨下角・腸骨稜からはじまり、上腕骨小結節に停止する。広背筋の正中部は大きな菱形の腱膜になっており、腰背腱膜という腱膜になっている。

【脊柱起立筋】
　背部の脊柱に沿って深層に脊柱起立筋がある。脊柱起立筋は、腸肋筋・最長筋・棘筋の総称である。仙椎・腰椎・第11〜12胸椎の横突起や棘突起からはじまり、腸肋筋・最長筋・棘筋の各筋に分かれて停止する。

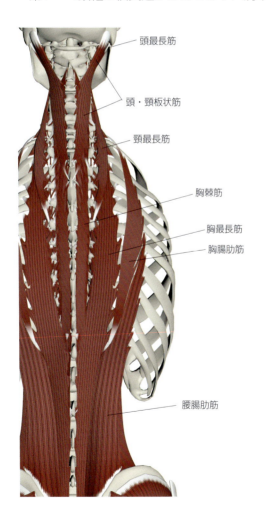

図2-1-11　脊柱起立筋

2−5. 呼吸筋

【外肋間筋と内肋間筋】
外肋間筋と内肋間筋（図2-1-12）はヒトの呼吸に関与する代表的な呼吸器筋である。外肋間筋は、上位肋骨の下縁からはじまり、下位肋骨の上縁に停止する、内肋間筋は、上位肋骨と肋軟骨下縁からはじまり下位肋骨と肋軟骨上縁に停止する。この2筋は肋骨のすきま（肋間隙）を互いに襷掛けの様に線維が交差するように走行する。

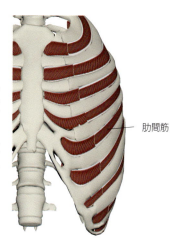

図2-1-12　肋間筋（胸郭内側）

【横隔膜】
横隔膜（図2-1-13）は胸腔と腹腔の仕切りを形成する横紋筋で板状の強靭な筋である。起始部は胸郭下口の全周からはじまり、腱中心に停止する。形状は胸腔へ向かって上方へ突出するドーム状の筋である。横隔膜が収縮すると、ドームが平坦になり胸腔容積が増大して空気が肺に吸い込まれる。横隔膜の収縮が弛緩すると、平坦な横隔膜がドーム状になり胸腔容積が減少して空気が肺から吐き出される。この呼吸様式を腹式呼吸という。

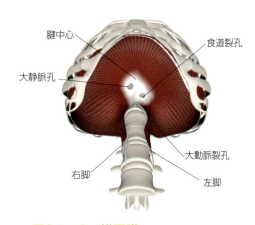

図2-1-13　横隔膜

3. 脊柱・胸郭の神経

脊髄神経

脊髄から両側に31対62本の脊髄神経が出ている。頸神経8対（C1〜8）、胸神経12対（Th1〜12）、腰神経5対（L1〜5）、仙骨神経5対（S1〜5）、尾骨神経（Co）と区分される。第1頸神経は後頭骨と第1頸椎の間から出て、第8頸椎は第7頸椎と第1胸椎の間から出ている。

3−1. 脊髄から出る脊髄神経

脊髄は脊柱管の中を縦走する。脊髄の長さは脊柱管の長さより短く、第2腰髄の高さで終わる。その先は馬尾となる（図2-1-14）。

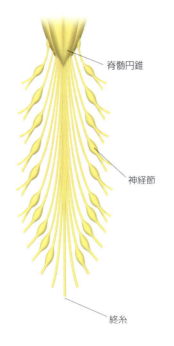

図2-1-14　馬尾

各々の脊髄神経は脊髄の前外側と後外側から前根・後根の線維となって両根は合して椎間孔を通り脊柱管の外に出る。脊髄の前根からは運動性の線維が含まれ、後根には知覚性の線維が含まれる。

3－2. 脊髄神経の分布

脊柱管を出た脊髄神経は、前枝と後枝に分かれ前枝は胴体の前面と側面、皮膚や筋に分布する。後枝は脊柱起立筋や背部の皮膚に分布する。
上肢の成長に合わせて頸神経が太くなり、頸神経叢と腕神経叢を形成する。また下肢の成長に合わせて腰神経叢と仙骨神経叢を形成する。

デルマトーム

人体の体表面はデルマトーム（皮膚知覚帯）という特定の領域に分かれている。各領域は1つの脊髄神経根の感覚神経線維に支配されている。

上位からみると、7個の頸椎に左右8対の感覚神経根があり、12個の胸椎、5個の腰椎、5個の仙椎にも、左右に各椎毎に1対の脊髄神経根がある。尾骨神経根は尾骨周囲の皮膚の狭い範囲を支配している。デルマトームによる領域の感覚情報は、感覚神経線維によって特定の椎骨の脊髄神経根へ伝えられる。

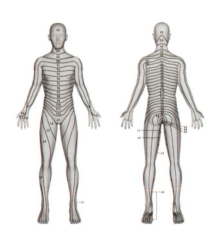

図2-1-15　デルマトーム

第2節
上肢帯と上肢

中山　彰博
帝京科学大学 医療科学部 理学療法学科

上肢の機能
　上肢と下肢は体幹の上下左右から一対ずつつく。上肢は下肢と比較し運動範囲が広く、生命を維持し目的を完遂するために働く。下肢は体幹を支え目標に向かって移動し、生命を維持するために働く。四肢の目的は生命維持のための運動を行うことであり、体幹の目的は生命の維持である。四肢は骨と筋で構成され筋収縮で骨が動き運動が発生する。

1．上肢の骨格

　上肢の骨格は、体幹と接する上肢帯（肩甲骨、鎖骨）と自由上肢（上腕骨、尺骨、橈骨、手根骨、中手指、指骨）で構成される（図2-2-1）。

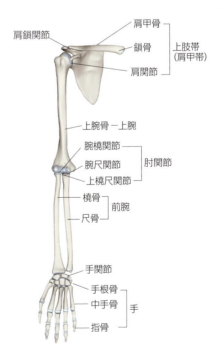

図2-2-1　上肢帯と自由上肢の骨格（右手前面）

1－1．上肢帯の骨
　上肢帯は、肩甲骨と鎖骨で構成される（図2-2-2）。

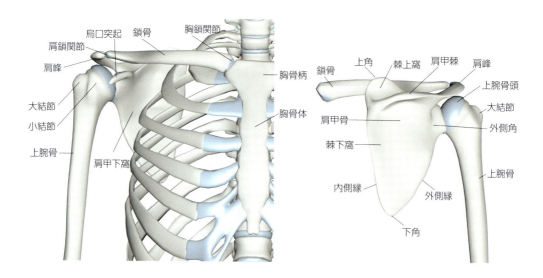

図2-2-2　上肢帯の骨格（左：前面、右：後面）

【肩甲骨】

　肩甲骨は中央部分が薄い三角形である。身体の背部で肋骨の上面と肩甲胸郭関節を形成し、肋骨の軟部組織上を滑走する。肩甲骨の上部には肩甲棘があり、その外側端を肩峰と呼ぶ。肩峰は身体の目印（land mark）として重要である。肩峰の下部には浅くて小さい球関節の凹側の肩関節関節窩があり、上腕骨と肩甲上腕関節をつくる。関節窩の上内側には烏口突起（上腕二頭筋や小胸筋の起始部）がある。肩甲骨は全面が筋で覆われ、それぞれの収縮により、拳上・下制、外転・内転、上方回旋・下方回旋とあらゆる方向に動き、上肢の運動を安定化させる。肩甲骨に起始をもつ筋は全て上腕骨に付着し肩関節運動に作用するので、上腕骨と肩甲骨の運動は同時に生じる。肩甲骨と鎖骨は肩鎖関節で靱帯接合する。

【鎖骨】

　鎖骨は第1肋骨の上方にありS状に曲がる長骨で全長にわたり皮下で触診できる。内側端は胸骨柄と、外側端は肩甲骨肩峰と接し胸鎖関節および肩鎖関節をつくる。鎖骨は肩甲骨と胸骨をつなぐ唯一の骨であり、胸鎖関節に炎症が生じ関節運動に際して痛みが発生すると、上肢の運動は困難となる。

1－2. 上腕骨

　上腕骨の上端は上腕骨頭で、肩関節の凸側の関節頭である。その外側には大結節と小結節があり皮下に触れる。ここには肩関節の回旋筋（肩甲下筋、棘上筋、棘下筋、小円筋）が肩甲骨より付着し一つの腱板（肩回旋筋腱板：rotator cuff）を構成し肩関節を補強する。また、大結節と小結節間の結節間溝を上腕二頭筋の長頭筋腱が走行し、ここに炎症が生じたときには肩関節の運動に伴い運動時痛が発生する。

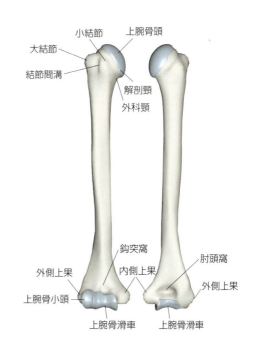

図2-2-3　右上腕骨（左：前面、右：後面）

　上腕骨下端部は、上腕骨滑車という糸巻き様の関節面があり、尺骨と肘関節をつくる。上腕骨滑車の外側には上腕骨小頭という丸い関節面があり、橈骨頭と肘関節をつくる。上腕骨下端部の外側と内側には、外側上顆と内側上顆という突起があり、前腕筋の起始部となる。上腕骨に起始部を持つ筋は、肘関節の屈曲、伸展や前腕の回外や手関節の屈曲、伸展、橈屈、尺屈に作用する。

1－3. 前腕の骨

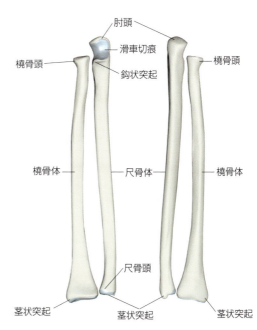

図2-2-4　右橈骨・尺骨（左：前面、右：後面）

【尺骨】

尺骨の上端は肘頭で、肘関節の屈曲時には大きな凸部で突出して触れる。肘頭の前面は上腕骨滑車の形に合うように大きい凹部にえぐれた滑車切痕をつくり、肘関節の屈曲と伸展運動の支点となる。下端は小指側で手根骨との間に関節円板があり直接に関節はつくらない。

【橈骨】

橈骨の上端部には約1cm幅の円柱面上の関節面があり、尺骨の小さい関節面と接し、橈骨が自身の長軸を軸として前腕の回転運動を行う。尺骨と橈骨は下端部でも小さい関節面で接し回旋運動を可能とする。橈骨の下端部は尺骨に比べて大きく、舟状骨、月状骨、三角骨とで構成される楕円関節をつくり手関節（橈骨手根関節）の主運動に作用する。尺骨と橈骨がねじれて回外（手のひらを前に向ける）と回内（手のひらを後に向ける）運動が生じる。

1 − 4. 手の骨

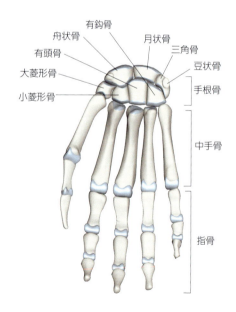

図2-2-5　右手指（掌側面）

手の骨は8個の手根骨と5本の指に相当する中手骨と指骨で構成される。

手根骨は4個ずつ2列に約2横指の幅にアーチ状にならんだ小さい骨の集りである。橈骨の下面が凹で手根骨側が凸の手関節をつくる。手根骨は橈骨に接する近位に舟状骨、月状骨、三角骨、豆状骨があり、中手骨に接する遠位に大菱形骨、小菱形骨、有頭骨、有鈎骨がある。手根骨間は靱帯で強固につながり関節運動は少ないが、力学的に強いアーチ構造をなし、全体の作用として手関節運動と手指運動を円滑に補助する。手根骨は手関節部掌側で屈筋支帯により手根管という血管や神経、腱を通すトンネルをつくる。ここで発生する手根管症候群は最も頻度が高い絞扼性神経障害（正中神経麻痺）である。

中手骨は5本の管状骨である。手根骨側が凹で指節骨側が凸である。手のひらの中に納まり指節骨と中手指節間関節をつくる。手根骨との手根中手関節は、第1指は鞍関節となり他の指に比べ自由度の高い運動が可能である。

手の指を指節骨とよび、第1指（母指）のみが2節で、他指は全て3節である。基節骨、中節骨、末節骨に分れ、末節骨には爪がある。基節骨と中手骨間の関節は第1指が蝶番関節で他指は球関節である。指節骨間の関節は全て近位端が凹で遠位端が凸の蝶番関節であり、屈曲・伸展運動が行われる。

● 2. 自由上肢の連結

2－1. 肩関節

肩甲骨の関節窩と上腕骨頭でつくられる球関節で、多軸性の運動が生じる。関節包が広く、その中には上腕二頭筋長頭腱が入り込む。肩関節は烏口上腕靱帯や関節上腕靱帯で補強され、関節包に接した上面と外面は三角筋が、後面は棘上筋や棘下筋、小円筋の腱が、前面は肩甲下筋の腱が関節を補強している。

2－2. 肘関節

肘関節は複関節で3種類の関節が共通の関節包に包まれている。腕尺関節は、肘の屈伸運動を行う。腕橈関節は、屈伸運動と前腕の回旋運動を行う。上橈尺関節は下橈尺関節と共同し前腕の回内・回外運動を行う。関節前面には上腕筋が、後面には上腕三頭筋の筋束の一部が関節包に付着して張り、屈伸運動に際して関節包が関節腔内に折れ込むことを防いでいる。靱帯には、内側側副靱帯、外側側副靱帯、橈骨輪状靱帯があり肘関節を補強している。

2－3. 橈骨と尺骨の連結

橈骨と尺骨は上・下の両端で橈尺関節をつくり、互いの骨幹部は骨間膜で接合している。上・下橈尺関節は共同して前腕を回内・回外させる。この運動軸は橈骨頭と尺骨茎状突起を結ぶ線上にある。

2－4. 手の連結

手の関節は、手根の関節（橈骨手根関節、手根中央関節、手根間関節および豆状骨関節）、中手関節（手根中手関節と中手間関節）、および指の関節（中手指節関節と指節間関節）が連結している。手関節は橈骨手根関節が主であり、橈骨下端の関節面と関節円板をはさみ、舟状骨、月状骨、三角骨間の骨間靱帯の連結で2軸性の運動（屈曲・伸展と橈屈・尺屈とその複合）が可能である。

手根中央関節は手根骨の近位列と遠位列がつくる複関節であり、蝶番関節や楕円関節に相当する運動が生じる。手根間関節は近位列の舟状骨、月状骨、三角骨間と、遠位列の大・小菱形骨、有頭骨、有鈎骨の相互間の平面関節の総称である。豆状骨関節は三角骨と豆状骨間の平面関節である。

手根の靱帯は橈側より手根に広がる背側、掌側橈骨手根靱帯が強いが、尺骨との連結は弱い。手根中手関節は鞍関節が変形した平面関節である。第2中手骨は大菱形骨・小

菱形骨、有頭骨と、第3中手骨は有頭骨、第4中手骨は有頭骨と有鈎骨、第5中手骨は有鈎骨と関節をつくって連なり、関節包は共通で関節腔が通じている。関節を補強する靱帯は、背側に背側手根中手靱帯、掌側に掌側手根中手靱帯がある。

　中手間関節は第2〜5中手骨底との間の平面関節で、手根中手関節と関節腔と関節包が共通する。関節を補強する靱帯は、背側中手靱帯、掌側中手靱帯、骨間中手靱帯がある。中手指節関節は中手骨頭と基節骨底の間の関節で、補強する靱帯は側副靱帯、掌側靱帯、深横中手靱帯がある。

　指節間関節は指節の間の関節で蝶番関節である。補強する靱帯は側副靱帯、掌側靱帯がある。

3. 肩甲帯と上肢の筋

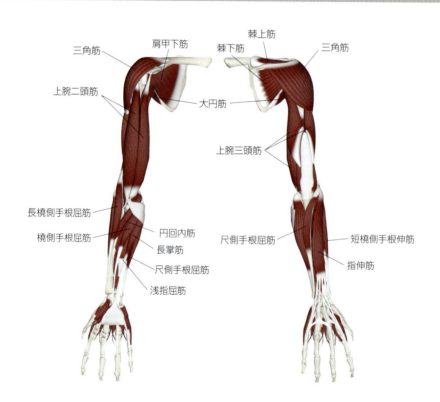

図2-2-6　肩甲帯と上肢の筋（左：前面、右：後面）

　上肢の筋は、①体幹（頸部や胸部）から起こり上肢帯や上腕骨に付着し肩甲骨の運動に寄与するもの、②上肢帯から起こり上腕骨や尺骨に付着し肩関節の運動に寄与するもの、③上肢帯や上腕骨から起こり橈骨や尺骨に付着し肘関節の運動に寄与するもの、④上腕骨や橈骨や尺骨から起こり指背腱膜や手の骨に付着し手関節や手指の運動に寄与するもの、⑤手根骨や屈筋支帯や手掌腱膜から起こり手指の運動に寄与するものの5群に

分けられる（図2-2-6）。

3－1. 上肢帯の筋
　主要な筋に、僧帽筋、肩甲挙筋、前鋸筋、大・小菱形筋がある。

3－2. 肩関節の筋
　主要な筋に、三角筋、烏口腕筋、棘上筋、棘下筋、小円筋、大円筋、肩甲下筋、大胸筋、広背筋がある。

3－3. 肘関節の筋
　主要な筋に、上腕二頭筋、上腕筋、腕橈骨筋、上腕三頭筋、肘筋がある。

3－4. 前腕の筋
　前腕の掌側及び内側にある筋は手関節と手指関節の屈筋群で、背側及び外側にある筋は伸筋群である。
　主な屈筋に、長掌筋、橈側手根屈筋、尺側手根屈筋、浅指屈筋、深指屈筋、長母指屈筋、円回内筋、方形回内筋がある。
　主な伸筋に、長橈側手根伸筋、短橈側手根伸筋、尺側手根伸筋、指伸筋、小指伸筋、長母指伸筋、短母指伸筋、示指伸筋がある。

3－5. 手筋

図2-2-7　手の筋（掌側）

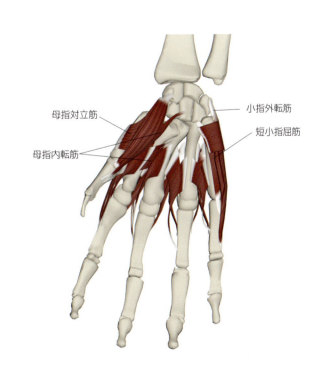

　手筋は固有手筋と腱および腱膜に分ける。固有手筋の大部分は手掌にあり、母指球筋、小指球筋、および中手筋に区別される。手背部には背側骨間筋がある。
　母指球筋には、短母指外転筋、短母指屈筋、母指内転筋、母指対立筋がある。
　小指球筋には、短掌筋、小指外転筋、短小指屈筋、小指対立筋が

ある。

中手筋には、虫様筋、掌側骨間筋、背側骨間筋がある。

参考文献

1. 藤田恒太郎（著）：人体解剖学．改訂第42版第5刷．2007．南山堂．
2. 奈良勲（監）：標準理学療法学・作業療法学　専門基礎分野　解剖学．第4版第1号．2015．医学書院．
3. 今西嘉男（著）：臨床解剖学．第1版第2刷．1979．金芳堂．
4. 藤田恒夫（著）：入門　人体解剖学．改訂第4版．1999．南江堂．

第3節
下肢帯と下肢

佐野　徳雄
帝京科学大学 医療科学部 理学療法学科

● 1．下肢帯と下肢の骨格

下肢の骨格は、体幹と連結する下肢帯（骨盤帯）と、末端の自由下肢骨に分類される。

1－1．下肢帯：寛骨（腸骨、坐骨、恥骨）

寛骨（図2-3-1）は、腸骨・坐骨・恥骨の3骨からなる。小児期には軟骨結合であるが、成人では骨化し骨結合となり、可動性はなくなる。腸骨は寛骨の上部、恥骨は寛骨の前下部、坐骨は寛骨の後下部を形成し、寛骨外面の会合部には、寛骨臼と呼ばれる丸い大きな窪みがある。寛骨臼には大腿骨頭がはまり込み、股関節を構成する。

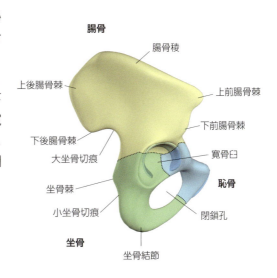

図2-3-1　寛骨（右側外側面）

腸骨の広い扁平な部分は腸骨翼と呼ばれ、上縁の腸骨稜、腸骨稜前端にある上前腸骨棘、腸骨稜後端にある上後腸骨棘は、体表上からも触察することができる。
坐骨の後面下部から、坐骨体下端にある隆起した粗面部分を、坐骨結節と呼ぶ。坐骨結節の表面は、大腿部後面にある筋群の起始部となるため、非常に粗になっている。また、坐骨結節はいすに座る際に、いすの面に接して体重を支える場所でもある。
恥骨は、正中部で逆側の恥骨と線維軟骨で靱帯結合し、恥骨結合をつくる。恥骨と坐骨の間には、閉鎖孔と呼ばれる丸くて大きな空洞があり、大部分が結合組織の膜で閉鎖されているためこの名称がついている。

1 − 2. 骨盤：左右寛骨、仙骨、尾骨

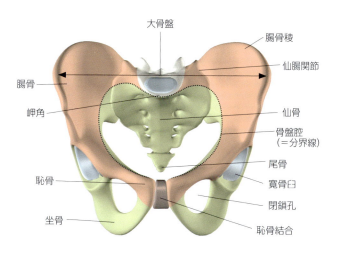

図2-3-2　骨盤（前面）

　骨盤（図2-3-2）は、左右の寛骨と、仙骨、尾骨からなる環状の骨格であり、恥骨結合と、両側の仙腸関節によって連結している。恥骨結合は、線維軟骨性の恥骨間円板で結合している。仙腸関節の関節面は、線維軟骨で覆われているため可動域はほとんどない。

　寛骨の上部は、外方へ大きく広がっており、下部の円筒状の部分と区別することができる。この稜線を分界線と呼ぶ。また、第5腰椎と仙骨の境は、岬角という鋭い突出を示すため、骨盤は分界線と岬角によって、上部の大骨盤と、下部の小骨盤とに区別される。小骨盤が囲む円筒状の空洞は骨盤腔と呼ばれ、分娩時に産道となる。

1 − 3. 大腿：大腿骨、膝蓋骨

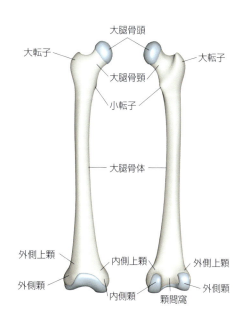

図2-3-3　大腿骨

　大腿骨（図2-3-3）の上端にある大腿骨頭は、細長い大腿骨頸により斜め内側に向かってついている。大腿骨頸の付け根には、上部に大転子、下部に小転子という突起部があり、股関節周囲筋の付着部である。大腿骨の下端には左右に分かれた膨らみがあり、それぞれ内側顆、外側顆と呼ばれる。下腿の脛骨と接しており、膝関節を構成する。

　膝蓋骨は膝関節の前にある骨で、大腿四頭筋の腱の中の種子骨である。後面は軟骨で覆われており、大腿骨と関節をなしている。

1－4. 下腿：脛骨、腓骨

図2-3-4　腓骨・脛骨

下腿の骨格は脛骨と腓骨で構成されている（図2-3-4）。脛骨は腓骨より太く、機能の上でも主要な役割を担っている。

脛骨の上端では、内側顆と外側顆が突出し、その上面は左右に分かれた浅い窪みの関節面となり、大腿骨の内側顆と外側顆を受ける。その4 ㎝ほど下には脛骨粗面と呼ばれる前面に突出するザラザラした隆起があり、大腿四頭筋の腱である膝蓋腱が付着する。脛骨の下端は、距骨と関節をなすための浅く広い関節窩をなしている。その内側部は下内側に突出しており、内果となる。

腓骨は、脛骨の外側に寄り添う骨である。下端部は外果をなし、脛骨の内果とともに距骨頭を挟み込む。

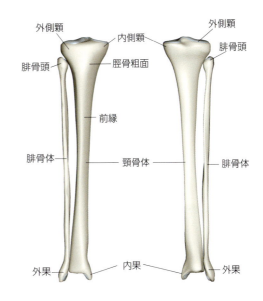

1－5. 足：足根骨（距骨、踵骨、舟状骨、立方骨、内側楔状骨、中間楔状骨、外側楔状骨）、中足骨、指骨（基節骨、中節骨、末節骨）

図2-3-5　足の骨

足の骨（図2-3-5）は、7個の足根骨、5個の中足骨、14個の指骨の計26個の骨からなる。足根骨は内側楔状骨、中間楔状骨、外側楔状骨、舟状骨、立方骨、距骨、踵骨があり、その中でも距骨と踵骨が大きく発達し、機能的にも重要である。距骨は脛骨と距腿関節を構成し、踵骨の後方にある大きい突起にはアキレス腱が付着する。

足根骨と中足骨は靱帯で連結し、内側縦アーチ・外側縦アーチ・横アーチの3種類のアーチを構成する。アーチは体重や運動の衝撃を受ける事ができる建築学的な構造である。

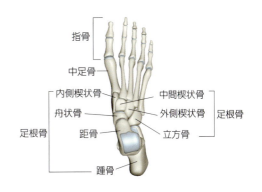

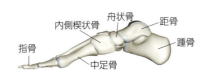

2. 下肢帯と下肢の関節・靭帯・筋

下肢帯は体重支持と歩行運動の機能のため、可動域よりも支持性を保つ構造である。

2－1. 股関節

①股関節の関節と靭帯
図2-3-6　股関節（断面）と靭帯

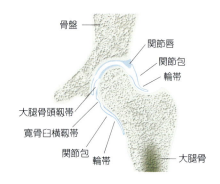

股関節（図2-3-6）は寛骨臼と大腿骨頭で構成される球関節である。運動軸は多軸性で、屈曲・伸展、内転・外転、内旋・外旋、分回し運動が可能である。関節面では寛骨臼に大腿骨頭の2/3がはまり込み、深さを補うため、関節唇、靭帯、関節包で補強される。股関

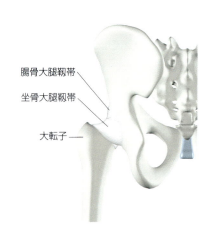

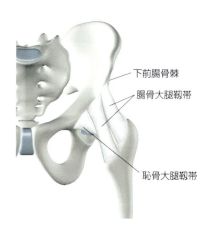

節の靭帯には、大腿骨頭靭帯、寛骨臼横靭帯、輪帯、腸骨大腿靭帯、恥骨大腿靭帯、坐骨大腿靭帯がある。

② 股関節の筋

股関節の運動に関与する筋（図2-3-7）のうち、二関節をまたいで起始停止を持つ、二関節筋として膝関節の運動にも関与している筋がある。そのため、筋の作用を考える際には注意が必要である。筋を部位別に4群に分けると、以下のとおりである。

図2-3-7　股関節と膝関節の筋

前部：腸腰筋（大腰筋、小腰筋、腸骨筋）、縫工筋、恥骨筋、大腿筋膜張筋、大腿直筋
後部：大殿筋、大腿二頭筋、半腱様筋、半膜様筋、深層外旋六筋（内閉鎖筋、外閉鎖筋、上双子筋、下双子筋、大腿方形筋、梨状筋）
外側：中殿筋、小殿筋
内側：大内転筋、長内転筋、短内転筋、薄筋

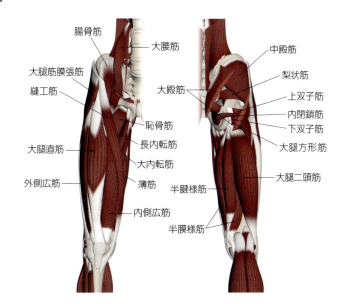

2 － 2. 膝関節

① 膝関節の関節と靭帯

図2-3-8　膝関節と靭帯

膝関節（図2-3-8）は膝蓋骨と大腿骨、脛骨と大腿骨の2つの関節の複合体である。脛骨の関節面は、浅い窪みのある平坦な構造のため、骨自身の適合は不安定である。そのため、内側半月と外側半月、前十字靭帯と後十字靭帯、内側側副靭帯と外側側副靭帯によって補強される。

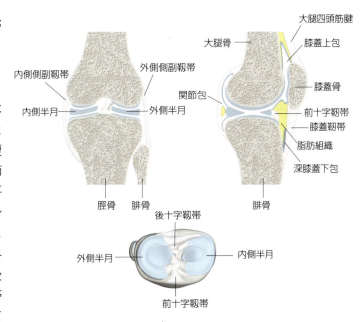

　内・外側半月は、大腿骨顆と脛骨顆の間にある線維軟骨で、内側半月は上から見ると細いC字状、外側半月はO字状に近い形状である。関節の適合性を良好にし、緩衝作用などをもっている。
　前・後十字靭帯は、膝関節内で大腿骨と脛骨を連結する。前十字靭帯は大腿骨の後方

から斜め前内方に走り、脛骨前方に付くため、脛骨の前方への滑り出しを防ぎ、後十字靱帯は大腿骨前方から斜め後外方に走り、脛骨の前方に付くため、脛骨の後方への逸脱を防ぐ。

内側側副靱帯は大腿骨内側上顆から脛骨内側顆につき、内側半月と結合する。外側側副靱帯は、大腿骨外側上顆から腓骨頭につく。側副靱帯は膝関節伸展時に緊張し、屈曲位に弛緩する。

② 膝関節の筋

膝関節の運動に関与する筋の大部分が二関節筋で、股関節や足関節の運動にも関与する。筋を部位によって前後に分けると、以下のとおりとなる。
前面：大腿四頭筋（大腿直筋、内側広筋、外側広筋、中間広筋）、縫工筋、大腿筋膜張筋（腸脛靱帯を介して）
後面：大腿二頭筋、半膜様筋、半腱様筋、薄筋、膝窩筋、腓腹筋、足底筋

2 − 3. 足部の関節

① 足部の関節と靱帯

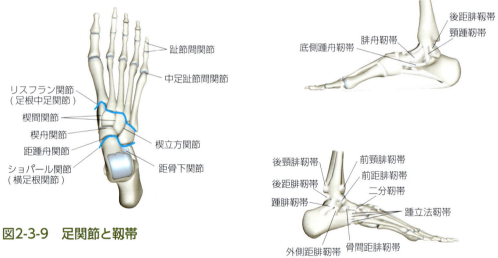

図2-3-9　足関節と靱帯

足部の関節（図2-3-9）には、距腿関節、足根間関節（距骨下関節、踵立方関節、距踵舟関節、楔立方関節、楔関節）、足根中足関節、中足間関節、中足指節関節、指節間関節がある。足関節は距腿関節と距骨下関節の総称である。

距腿関節は、脛骨と腓骨と距骨からなる螺旋関節で、内側三角靱帯、前距腓靱帯、後距腓靱帯、踵腓靱帯が付着している。

距骨下関節は、距骨の下面と踵骨の上前面からなる顆状関節で、骨間距踵靱帯、内側距踵靱帯、外側距踵靱帯が付着している。

② 足部の筋
図2-3-10　膝関節と足関節の筋

　下腿に起始部がある筋を下腿筋、足部に起始部と停止部がある筋を足筋（足内在筋）という（図2-3-10）。下腿筋を部位によって3群に分けると、以下のとおりである。
前面：前脛骨筋、長母趾伸筋、長趾伸筋、第3腓骨筋
外側面：長腓骨筋、短腓骨筋
後面：腓腹筋、ヒラメ筋、足底筋、後脛骨筋、長趾屈筋、長母趾屈筋
足筋を部位によって足背と足底に分けると、以下のとおりである。
足背：短母趾伸筋、短趾伸筋
足底：母趾球筋（母趾外転筋、短母趾屈筋、母趾内転筋）、小趾球筋（小趾外転筋、短小趾屈筋、小趾対立筋）、中足筋（短趾屈筋、足底方形筋、虫様筋、底側骨間筋、背側骨間筋）

参考文献
中村隆一、他（著）：基礎運動学　第6版.
2003．医歯薬出版株式会社、東京．

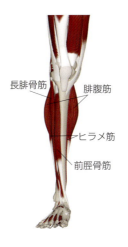
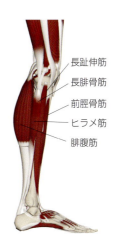
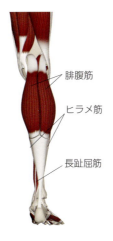
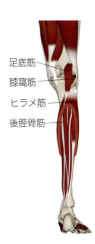

筋名	起始	停止	神経	作用
脊柱起立筋群・他				
頭長筋 longus capitis	C3〜6 横突起	後頭骨	頸神経叢	頭部の前屈、回旋
頸長筋 longus colli	C3〜5 横突起、 T1〜3 椎体	環椎、C5〜6 横突起、 C2〜4 椎体	頸神経	頸部の前屈、側屈
前頭長筋 rectus capitis anterior	C1 外側塊	後頭骨	C1〜2	頭部の側屈、回旋
外側頭長筋 rectus capitis lateralis	C1 横突起	後頭骨	C1	頭部の側屈
大後頭直筋 rectus capitis posterior major	C2 棘突起	後頭骨	後頭下神経	頭部の後屈、側屈、回旋
小後頭直筋 rectus capitis posterior mino	C1 後結節	後頭骨	後頭下神経	頭部の後屈、側屈、回旋
上頭斜筋 oblique capitis superior	C1 横突起	後頭骨	後頭下神経	頭部の後屈、側屈、回旋
下頭斜筋 oblique capitis inferior	C2 棘突起	C1 横突起	後頭下神経	頭部の後屈、側屈、回旋
前斜角筋 anterior scalene	C3〜6 横突起	第1肋骨	頸神経叢	第1肋骨の挙上
中斜角筋 middle scalene	C2〜6 横突起	第1肋骨	頸神経叢	第1肋骨の挙上
後斜角筋 posterior scalene	C4〜6 横突起	第2肋骨	頸神経叢	第2肋骨の挙上
胸鎖乳突筋 sternocleidomastoid	胸骨頭：胸骨柄 鎖骨頭：鎖骨内側	側頭骨乳様突起、後頭骨	副神経、頸神経叢　C2〜3	頸椎前屈・後屈、対側への頭部回旋
頭板状筋 splenius capitis	C7〜T3 棘突起	側頭骨乳様突起、後頭骨	頸神経	頭部の伸展、側屈、回旋
頸板状筋 splenius cervicis	T3〜6 棘突起	C1〜2 横突起	頸神経	頭部の伸展、側屈、回旋
棘間筋 interspinales	椎骨棘突起	1個上の棘突起	頸神経、胸神経、腰神経	脊柱の伸展
横突間筋 intertransversarii	椎骨横突起	1個上の横突起	頸神経、胸神経、腰神経	脊柱の側屈
脊柱起立筋 erector spinae				
頭棘筋 spinalis capitis	C7〜T6 横突起	後頭骨	頸神経	頸椎の伸展、回旋
頸棘筋 spinalis cervicis	C6〜T2 棘突起	C2〜C4棘突起	頸神経	頸椎の伸展、回旋
胸棘筋 spinalis thoracis	T11〜L2 棘突起	T1〜4 棘突起	胸神経、腰神経	胸・腰椎の伸展、回旋

筋名	起始	停止	神経	作用
頭最長筋 longissimus capitis	T1〜5 横突起	側頭骨乳様突起	頸神経	頭部の伸展、側屈、回旋
頸最長筋 longissimus cervicis	T1〜5 横突起	C2〜C6 横突起	頸・胸神経	頸椎の伸展、側屈
胸最長筋 longissimus thoracis	L1〜5 横突起、仙骨	胸椎横突起、肋骨角、L1〜L3 副突起、腰椎横突起	胸神経、腰神経	胸・腰椎の伸展、側屈
頸腸肋筋 iliocostalis cervicis	T1〜6 肋骨角	C4〜6 横突起	胸神経	頸椎の伸展、側屈
胸腸肋筋 iliocostalis thoracis	T7〜12 肋骨角	T1〜6 肋骨角	胸神経	胸椎の伸展、側屈
腰腸肋筋 iliocostalis lumborum	仙骨背面、腸骨稜	T7〜12 肋骨角	胸神経、腰神経	腰椎の伸展、側屈
横突棘筋 transversospinales				
頭半棘筋 semispinalis capitis	C7〜T6 横突起	後頭骨	頸神経	頸椎の伸展、回旋
頸半棘筋 semispinalis cervicis	T2〜5 横突起	T2〜5 棘突起	胸神経、腰神経	頸椎の伸展、回旋
胸半棘筋 semispinalis thoracis	T5〜11 横突起	C5〜T4 棘突起	胸神経、腰神経	頸・胸椎の伸展、回旋
頸・胸・腰多裂筋 multifidus cervicis・thoracis・lumborum	仙骨後面、椎骨横突起	2〜4個上の椎骨棘突起	頸神経、胸神経、腰神経	脊柱の伸展、側屈、回旋
頸・胸・腰回旋筋 rotatores cervicis・thoracis・lumborum	椎骨横突起	1〜2個上の椎骨棘突起	頸神経、胸神経、腰神経	脊柱の回旋
体幹				
胸鎖乳突筋 Sternocleidomastoid	胸骨柄、鎖骨	乳様突起	副神経	頭部の伸展・屈曲、回旋、側屈
外肋間筋 external intercostal	上位肋骨の下縁	下位肋骨の上縁	肋間神経 T1〜11	肋骨の挙上
内肋間筋 internal intercostal	上位肋骨と肋軟骨の下縁	下位肋骨と肋軟骨の上縁	肋間神経 T1〜11	肋骨の下制
肋骨挙筋 levator costarum	C7〜T11 横突起	肋骨	脊髄神経後枝 C8〜T11	肋骨の挙上
肋下筋 subcostal	肋骨下縁	2〜3下位の肋骨上縁	肋間神経 T1〜11	肋骨の下制
胸横筋 transversus thoracis	胸骨後面	第2〜6肋軟骨	肋間神経 T2〜6	肋骨の下制
下後鋸筋 serratus posterior inferior	T10〜L2 棘突起	第9〜12肋骨	肋間神経 T9〜12	肋骨の下制
上後鋸筋 serratus posterior superior	C6〜T2 棘突起	第2〜5 肋骨	肋間神経 T1〜4	肋骨の挙上

筋名	起始	停止	神経	作用
横隔膜 diaphragm	胸郭下口の全周。起始となる部位から腰椎部、肋骨部、胸骨部に分かれる	3部の筋線維が集合し腱中心につく	横隔神経 C3〜5	収縮により横隔膜下制、胸腔が拡大し吸気に作用
腹直筋 rectus abdominis	恥骨、恥骨結合	第5〜7肋軟骨、剣状突起	肋間神経 T7〜12	体幹の前屈
錐体筋 pyramidalis	恥骨、恥骨結合	白線(腹筋腱膜)	第12肋間神経 T12(肋下神経)	体幹の前屈(腹直筋補助)
外腹斜筋 external oblique	第5〜12肋骨	腹直筋鞘と白線、腸骨稜	肋間神経 T5〜12	体幹の回旋・側屈
内腹斜筋 internal oblique	胸腰筋膜、腸骨稜、鼠径靱帯	第10〜12肋骨、腹直筋鞘と白線	肋間神経 T8〜12 腸骨鼠径神経 腰骨下腹神経	体幹の前屈・回旋
腰方形筋 quadratus lumborum	腸骨稜、胸腰筋膜	第12肋骨、腰椎横突起	腰神経叢の枝 T12〜L3	両側:第12肋骨引き下げ 片側:同側側屈
腹横筋 transversus abdominis	第7〜12肋骨、胸腰筋膜、腸骨稜、鼠径靱帯	腹直筋鞘	肋間神経 T7〜12 腸骨鼠径神経 腸骨下腹神経 陰部大腿神経	内・外腹斜筋とともに腹圧を上昇させる

肩甲帯

筋名	起始	停止	神経	作用
鎖骨下筋 subclavius	第1肋骨	鎖骨の下面	鎖骨下筋神経 C5〜6	鎖骨外側を下制
小胸筋 pectoralis minor	第3〜5肋骨	肩甲骨烏口突起	内側・外側胸筋神経 C7〜T1	肩甲骨を前下方に引く。第3〜5肋骨挙上
前鋸筋 serratus anterior	第1〜9肋骨	肩甲骨内側縁	長胸神経 C5〜7	肩甲骨の前進、上方回旋、肋骨挙上
僧帽筋 trapezius	外後頭隆起、項靱帯、C7〜T12 棘突起	鎖骨、肩峰、肩甲棘	副神経、頚神経 C2〜4	肩甲骨の挙上・下制、上方・下方回旋、後退
肩甲挙筋 levator scapulae	T1〜4 横突起結節	肩甲骨上角、内側縁	肩甲背神経、頚神経 C2〜5	肩甲骨挙上、頚部回旋
大菱形筋 rhomboid major	T1〜4 棘突起	肩甲骨内側縁	肩甲背神経 C4〜5	肩甲骨内転
小菱形筋 rhomboid minor	C6〜7 棘突起、項靱帯下部	肩甲骨内側縁	肩甲背神経 C4〜5	肩甲骨内転

肩関節

筋名	起始	停止	神経	作用
三角筋 deltoid	鎖骨、肩峰、肩甲棘	上腕骨三角筋粗面	腋窩神経 C5〜6	肩関節の外転・屈曲・伸展
棘上筋 supraspinatus	肩甲骨棘上窩	上腕骨大結節	肩甲上神経 C5	肩関節の外転

筋名	起始	停止	神経	作用
棘下筋 infraspinatus	肩甲骨棘下窩	上腕骨大結節	肩甲上神経 C5〜6	肩関節の外旋
大胸筋 pectoralis major	鎖骨、胸骨、第1〜6肋軟骨、腹直筋筋膜	上腕骨大結節稜	内側・外側胸筋神経 C5〜T1	肩関節の内転・屈曲・内旋
烏口腕 coracobrachialis	肩甲骨烏口突起	上腕骨内側面	筋皮神経 C6〜7	肩関節の屈曲・内転
肩甲下筋 subscapularis	肩甲下窩	上腕骨小結節	肩甲下神経 C5〜7	肩関節の内旋・内転
広背筋 latissimus dorsi	下部胸椎・腰椎・仙椎棘突起、腸骨稜、下部肋骨、肩甲骨下角、胸腰筋膜	上腕骨小結節稜	胸背神経 C6〜8	肩関節の内転・伸展・内旋
大円筋 teres major	肩甲骨下角	上腕骨小結節稜	肩甲下神経 C5〜7	肩関節の内転・伸展・内旋
小円筋 teres minor	肩甲骨外側縁	上腕骨大結節	腋窩神経 C5〜6	肩関節の外旋
肘				
上腕二頭筋 biceps brachii	長頭：肩甲骨関節上結節 短頭：肩甲骨烏口突起	橈骨粗面、前腕筋膜、尺骨	筋皮神経 C5〜6	肘関節の屈曲、前腕の回外
上腕筋 brachialis	上腕骨前面	尺骨粗面	筋皮神経 C5〜6	肘関節の屈曲
上腕三頭筋 triceps brachii	長頭：肩甲骨関節下結節 外側頭：上腕骨後面 内側頭：上腕骨後面	肘頭	橈骨神経 C6〜8	肘関節の伸展、肩関節の内転・伸展(長頭)
肘筋 anconeus	上腕骨外側上顆後面	肘頭、尺骨後面	橈骨神経 C7〜8	肘関節の伸展
腕橈骨筋 brachioradialis	上腕骨外側縁	橈骨茎状突起	橈骨神経 C6〜7	肘関節の屈曲、前腕の回内・回外
円回内筋 pronator teres	上腕頭：上腕骨内側上顆 尺骨頭：尺骨鉤状突起	橈骨外側面	正中神経 C6〜7	肘関節の屈曲、前腕の回内
方形回内筋 pronator quadratus	尺骨前面遠位部	橈骨前面遠位部	正中神経 C6〜T1	前腕の回内
回外筋 supinator	上腕骨外側上顆、肘関節の外側側副靱帯	橈骨前面近位部	橈骨神経 C6〜7	前腕の回外
手指				
総指伸 extensor digitorum	上腕骨外側上顆	第2〜5末節骨・中節骨背側	橈骨神経 C6〜8	第2〜5指の伸展、手関節背屈

筋名	起始	停止	神経	作用
長橈側手根伸筋 extensor carpi radialis longus	上腕骨外側上顆	第2中手骨背側	橈骨神経 C6〜7	手関節背屈、橈屈
短橈側手根伸筋 extensor carpi radialis brevis	上腕骨外側上顆	第3中手骨背側	橈骨神経 C6〜7	手関節背屈、橈屈
尺側手根伸筋 extensor carpi ulnaris	上腕骨外側上顆、尺骨	第5中手骨背側	橈骨神経 C6〜8	手関節背屈、尺屈
橈側手根屈筋 flexor carpi radialis	上腕骨内側上顆	第2・3中手骨掌側	正中神経 C6〜8	手関節掌屈、橈屈
長掌筋 palmaris longus	上腕骨内側上顆	手首の屈筋支帯、手掌腱膜	正中神経 C7〜T1	手関節掌屈
尺側手根屈筋 flexor carpi ulnaris	上腕骨内側上顆、尺骨	第5中手骨掌側	正中神経 C7〜8	手関節掌屈、尺屈
浅指屈筋 flexor digitorum superficialis	上腕骨内側上顆、尺骨粗面内側、橈骨上方	第2〜5中節骨掌側	正中神経 C7〜T1	第2〜5指の屈曲、手関節屈曲
深指屈筋 flexor digitorum profundus	尺骨近位端前面	第2〜5末節骨掌側	正中神経 C7〜T1 尺骨神経 C8〜T1	第2〜5指の屈曲、手関節屈曲
長母指伸筋 extensor pollicis longus	尺骨	母指末節骨背側	橈骨神経 C7〜8	母指の伸展
短母指伸筋 extensor pollicis brevis	橈骨	母指基節骨背側	橈骨神経 C6〜8	母指の伸展、外転
長母指屈筋 flexor pollicis longus	橈骨	母指末節骨掌側	正中神経 C7〜8	母指の屈曲
短母指屈筋 flexor pollicis brevis	大菱形骨、小菱形骨	母指基節骨掌側	正中神経 C8〜T1	母指の屈曲
長母指外転筋 abductor pollicis longus	橈骨、尺骨、骨間膜	第1中手骨	橈骨神経 C7〜8	母指外転、伸展
短母指外転筋 abductor pollicis brevis	大菱形骨、舟状骨、屈筋支帯	母指基節骨	正中神経 C8〜T1	母指外転
母指内転筋 adductor pollicis	横頭：第3中手骨 斜頭：第2中手骨	母指基節骨	尺骨神経 C8〜T1	母指内転
母指対立筋 opponens pollicis	大菱形骨、屈筋支帯	第1中手骨	正中神経 C6〜7	母指対立、屈曲
示指伸筋 extensor indicis	尺骨、骨間膜	示指の中節骨・末節骨	橈骨神経 C6〜8	示指伸展、手関節背屈
小指伸筋 extensor digiti minimi	上腕骨外側上顆	小指中節骨・末節骨	橈骨神経 C6〜8	小指伸展、外転
小指外転筋 abductor digiti minimi	豆状骨	小指基節骨	尺骨神経 C8〜T1	小指屈曲、外転
小指対立筋 opponens digiti minimi	有鉤骨	第5中手骨	尺骨神経 C8〜T1	小指対立

筋名	起始	停止	神経	作用
短小指屈筋 flexor digiti minimi brevis	有鉤骨	小指基節骨	尺骨神経 C8 〜T1	小指屈曲
背側骨間筋 dorsal interossei	第1〜5中手骨	第2〜4基節骨	尺骨神経 C8 〜T1	第2〜5指の外転
掌側骨間筋 palmar interossei	第2,4,5中手骨	第2,4,5基節骨	尺骨神経 C8 〜T1	第2,4,5指の内転
虫様筋 lumbricals	第2〜5深指屈筋 腱	第2〜5指伸筋 腱膜	正中神経 C6 〜7 尺骨神経 C8 〜T1	MP屈曲、DIP・PIP伸展
短掌筋 palmaris brevis	手掌腱膜尺側	手の皮膚尺側	尺骨神経 C8 〜T1	手掌腱膜緊張、皮膚に 皺を寄せる
下肢				
腸腰筋 iliopsoas	腸腰筋、大腰筋、 小腰筋の総称			
腸骨筋 iliacus	腸骨窩、仙骨翼	大腿骨小転子	大腿神経 L2〜4	股関節屈曲、外旋
大腰筋 psoas major	腰椎体、横突起	大腿骨小転子	腰神経叢 L2〜3	股関節屈曲、外旋、体 幹屈曲
小腰筋 psoas minor	T12〜L1椎体	寛骨弓状稜、 腸腰筋膜	腰神経叢L1	大腰筋補助
縫工筋 sartorius	上前腸骨棘	脛骨上部内側 面 (鵞足)	大腿神経 L2〜3	股関節屈曲、外転、外 旋　膝関節屈曲、内旋
大腿直筋 rectus femoris	下前腸骨棘、寛骨 臼	膝蓋骨底	大腿神経 L2〜4	股関節屈曲、外転膝関 節伸展
恥骨筋 pectineus	恥骨上枝 (恥骨櫛)	大腿骨稜内側 面(恥骨筋線)	大腿神経、閉 鎖神経L2〜3	股関節屈曲、内転、外旋
大腿筋膜張筋 tensor fasciae latae	腸骨稜	腸脛靭帯を経 て脛骨外側顆	上殿神経 L4〜5	股関節屈曲、外転 膝関節伸展/屈曲、外旋
大殿筋 gluteus maximus	腸骨、仙骨、尾骨の 後面、仙結節靭帯	腸脛靭帯、大 腿骨大転子	下殿神経 L4〜S2	股関節伸展、外旋　膝 関節屈曲、外旋
大腿二頭筋 biceps femoris	長頭：坐骨結節 短頭：大腿骨粗線	腓骨頭、 頸骨外側顆	長頭：脛骨神 経L5〜S2 短頭：腓骨神 経L5〜S2	股関節伸展、外旋　膝 関節屈曲、外旋
半腱様筋 semitendinosus	坐骨結節	脛骨上部内側 面 (鵞足)	坐骨(脛骨) 神経L4〜S2	股関節伸展、内旋　膝 関節屈曲、内旋
半膜様筋 semimembranosus	坐骨結節	脛骨内側顆、 斜膝窩靭帯	坐骨(脛骨) 神経L4〜S1	股関節伸展、内旋　膝 関節屈曲、内旋
中殿筋 gluteus medius	腸骨後面	大腿骨大転子	上殿神経 L4〜S1	股関節外転、内旋/外 旋、屈曲/伸展
小殿筋 gluteus minimus	腸骨後面	大腿骨大転子	上殿神経 L4〜S1	股関節外転、内旋/外 旋、屈曲/伸展
薄筋 gracilis	恥骨体、恥骨下枝	脛骨上部内側 面 (鵞足)	閉鎖神経 L2〜4	股関節内転、屈曲/伸展 膝関節屈曲、内旋

筋名	起始	停止	神経	作用
長内転筋 adductor longus	恥骨体	大腿骨後面（粗線）	閉鎖神経 L2〜4	股関節内転、屈曲
短内転筋 adductor brevis	恥骨体、恥骨下枝	大腿骨後面（粗線）上部	閉鎖神経 L2〜4	股関節内転、屈曲/外旋
大内転筋 adductor magnus	深層：恥骨下枝、坐骨枝 表層：坐骨結節	深層：大腿骨後面（粗線） 表層：内転筋結節	深層：閉鎖神経 表層：坐骨結節 L3〜4	深層：股関節の内転 表層：股関節の伸展
外閉鎖筋 obturator externus	恥骨、坐骨、閉鎖膜外面	大腿骨転子窩	閉鎖神L3〜4	股関節外旋、内転
内閉鎖筋 obturator internus	恥骨、坐骨、閉鎖膜内面	大腿骨転子窩	仙骨神経叢 L4〜S2	股関節外旋、内転
上双子筋 superior gemellus	坐骨棘	内閉鎖筋の腱	仙骨神経叢 L4〜S2	股関節外旋、内転
下双子筋 inferior gemellus	坐骨結節	内閉鎖筋の腱	仙骨神経叢 L4〜S2	股関節外旋、内転
大腿方形筋 quatratus femoris	坐骨結節	大腿骨転子間稜	仙骨神経叢 L4〜S1	股関節外旋、内転
梨状筋 piriformis	腸骨、第2〜4仙骨全面	大腿骨大転子	仙骨神経叢 L4〜S1	股関節外旋、外転、伸展
大腿四頭筋 quadriceps femoris	大腿直筋、外側広筋、内側広筋、中間広筋の総称	膝蓋骨底、膝蓋靱帯となり、脛骨粗面		
大腿直筋 rectus femoris	上記参照			
外側広筋 vastus lateralis	大腿骨大転子、大腿骨外側面		大腿神経 L3〜4	膝関節伸展
中間広筋 vastus intermedius	大腿骨前面・外側面		大腿神経 L2〜4	膝関節伸展
内側広筋 vastus medialis	大腿骨内側面		大腿神経 L2〜3	膝関節伸展
下腿三頭筋 triceps surae	腓腹筋とヒラメ筋からなる			
腓腹筋 gastrocnemius	内側頭：大腿骨の膝窩部、大腿骨内側上顆、膝関節包 外側頭：大腿骨外側上顆、関節包	ヒラメ筋腱と合してアキレス腱、踵骨隆起	脛骨神経L4〜S2	膝関節屈曲 足関節底屈
ヒラメ筋 soleus	腓骨頭、腓骨内側縁	腓腹筋腱と合してアキレス腱、踵骨隆起	脛骨神経 L4〜S2	足関節底屈
膝窩筋 popliteus	大腿骨外側上顆	脛骨上部後面	脛骨神経 L4〜S1	膝関節屈曲、内旋
膝関節筋 articularis genus	大腿骨前面	膝関節包	大腿神経 L3〜4	膝関節包の緊張
前脛骨筋 tibialis anterior	脛骨外側顆・外側面、下腿骨間膜	内側楔状骨、第1中足底	深腓骨神経 L4〜S1	足関節背屈、内がえし

筋名	起始	停止	神経	作用
長母趾伸筋 extensor hallucis longus	腓骨前面、下腿骨間膜	母趾末節骨	深腓骨神経 L4〜S1	母趾背屈　足関節背屈、内がえし
長趾伸筋 extensor digitorum longus	腓骨前面、脛骨外側顆、下腿骨間膜	第2〜5趾の趾背腱膜	深腓骨神経 L4〜S1	第2〜5足指背屈 足関節背屈、内がえし
長腓骨筋 peroneus longus	脛骨外側顆、腓骨頭、腓骨外側面	内側楔状骨、第1中足骨	浅腓骨神経 L5〜S1	足関節背屈、外がえし
短腓骨筋 peroneus brevis	腓骨外側面	第5中足骨粗面	浅腓骨神経 L5〜S1	足関節背屈、外がえし
第3腓骨筋 peroneus tertius	腓骨前面、下腿骨間膜	第5中足骨	深腓骨神経 L4〜S1	足関節背屈、外がえし
足底筋 plantaris	大腿骨膝窩面	アキレス腱、踵骨背側面	脛骨神経 L4〜S1	膝関節屈曲 足関節底屈
後脛骨筋 tibialis posterior	脛骨、腓骨、下腿骨間膜	第2〜4中足骨、舟状骨、3楔状骨、立方骨	脛骨神経 L5〜S2	足関節底屈、内がえし
長趾屈筋 flexor digitorum longus	脛骨後面	第2〜5趾末節骨	脛骨神経 L5〜S2	第2〜5趾底屈 足関節底屈、内がえし
長母趾屈筋 flexor hallucis longus	脛骨後面	母趾末節骨	脛骨神経 L5〜S2	母趾底屈 足関節底屈、内がえし
短母趾伸筋 extensor hallucis brevis	踵骨背側面	母趾末節骨	深腓骨神経 L4〜S1	母趾の背屈
短趾伸筋 extensor digitorum brevis	踵骨背側面	第2〜5趾の趾末節骨、趾背腱膜	深腓骨神経 L4〜S1	第2〜5趾背屈
母趾外転筋 abductor hallucis	踵骨隆起内側突起、足底腱膜	母趾基節骨内側	内側足底神経 外側足底神経 L5〜S1	母趾の外転、底屈
短母趾屈筋 flexor hallucis brevis	立方骨、外側楔状骨、長足底靱帯	母趾基節骨	内側足底神経 L5〜S1 外側足底神経 S1〜2	母趾の底屈
母趾内転筋 adductor hallucis	斜頭：第2〜4中足骨、外側楔状骨、立方骨 横頭：第2〜5中足指節の関節包	母趾基節骨外側面	外側足底神経 S1〜2	母趾の底屈、内転
小趾外転 abductor digiti minimi	踵骨、足底腱膜	小趾基節骨外側面	外側足底神経 S1〜2	小趾の底屈、外転
短小趾屈筋 flexor digiti minimi brevis	第5中足骨底、長足底靱帯	小趾基節骨	外側足底神経 S1〜2	小趾の底屈
短趾屈筋 flexor digitorum brevis	踵骨隆起、足底腱膜	第2〜5趾中節骨	内側足底神経 L5〜S1	第2〜5趾の底屈
足底方形筋 quadratus plantae	踵骨、足底腱膜	長趾屈筋腱	外側足底神経 S1〜2	第2〜5趾底屈

筋名	起始	停止	神経	作用
虫様筋 lumbricals	長趾屈筋腱	第2～5趾基節骨、趾背腱膜	内側足底神経 L5～S1 外側足底神経 S1～2	第2～5趾MP底屈、IP背屈
底側骨間筋 plantar interossei	第3～5中足骨内側	第3～5趾基節骨内側面	外側足底神経 S1～2	第3～5趾内転
背側骨間筋 dorsal interossei	第1～5中足骨	第2～4趾基節骨、趾背腱膜	外側足底神経 S1～2	第1,3,4趾外転

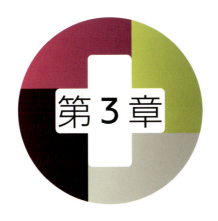

第3章

基礎運動学

関口　賢人
健康科学大学 健康科学部 理学療法学科

1. 身体と運動

1－1. 基本肢位

基本的立位肢位（図3-1）とは、正面を向き、手掌を体側に向け下垂した「気をつけ」の肢位である。
また、解剖学的立位肢位とは、基本的立位肢位から手掌を前方に向けた肢位である。

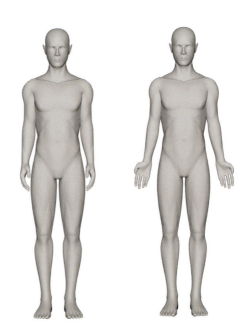

図3-1　基本的立位肢位（左）と解剖学的立位肢位（右）

1-2. 身体の基本面

身体重心を通る相互に直交する3平面を身体の基本面という。

基本面ではない投影面をそれぞれ前額面、水平面、矢状面という（図3-2）。

前額面：身体を前後に分ける平面
水平面：身体を上下に分ける平面
矢状面：身体を左右に分ける平面

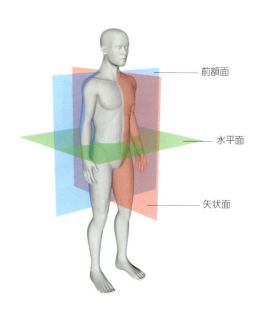

図3-2　身体の基本面

1-3. 各面上での身体の運動（図3-3）

矢状面で行われる運動は左右方向の軸をもつ。この軸を前額・水平軸と呼ぶ。
例）肩屈曲、頸部屈曲
　　前額面で行われる運動は前後方向の軸をもつ。この軸を矢状・水平軸と呼ぶ。
例）肩外転、頸部側屈
　　水平面で行われる運動は垂直方向の軸をもつ。この軸を垂直軸と呼ぶ。
例）頭部回旋、前腕回内

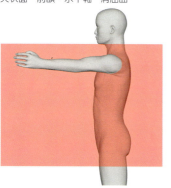 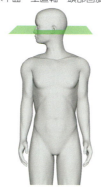 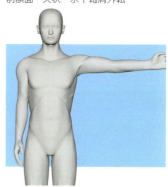

図3-3　各面上での身体の運動

2. 力と運動

2−1. 身体重心

　地球上のあらゆる物体には、常に重力が作用している。重力はあらゆる部分にその重さに比例した分の大きさで鉛直下向きに作用する。身体の重心は、3つの要素で規定される。

　　・身体があらゆる方向に自由に回転する点
　　・身体各部の重量が相互に平衡である点
　　・基本矢状面、基本前額面、基本水平面の3つの面が交差する点

　また、身体重心の位置は年齢、性別によって異なる（図3-4）。立位姿勢で床面から重心の位置を計測すると成人男性で身長の56％、成人女性で身長の55％のところに位置する。解剖学的には、およそ第2仙骨前方で、重心線上にある。小児は頭部が大きく、身長が低いため成人より高い位置に重心がある。

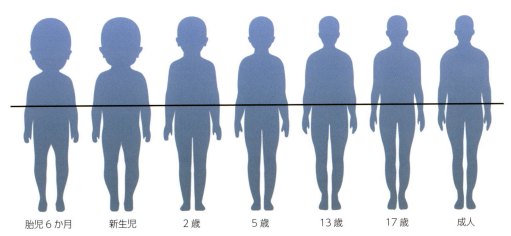

図3-4　年齢による身体重心位置の変化（文献1より引用・改変）

2−2. 重心線（図3-5）

　重心線とは床に対し身体重心を通る垂直線をいう。基本的な立位姿勢の理想的なアライメントは、ほぼ重心線に一致する。
　前額面での理想的なアライメントは以下の5つの指標を通る。

　　・外後頭隆起
　　・椎骨棘突起
　　・殿裂
　　・両膝関節内側間の中心
　　・両内果間の中心

矢状面での理想的なアライメントは以下の5つの指標を通る。
・乳様突起（耳垂のやや後方）
・肩峰（肩関節前方）
・大転子
・膝関節中心のやや前方（膝蓋骨後面）
・外果の前方

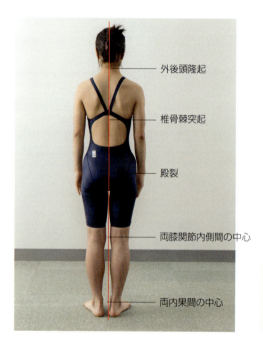
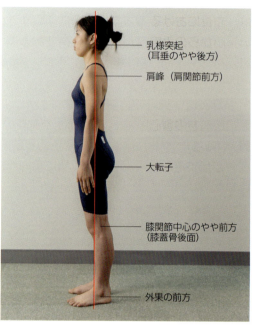

図3-5　前額面での重心の位置（左）と矢上面での重心の位置（右）

2－3. 支持基底面

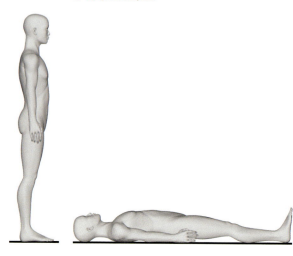

支持基底面とは床と接している面で囲まれている部分のことである。支持基底面が広いほど安定性する。一般に立位のように重心位置が高く、支持基底面が狭いほど不安定となり、臥位のように重心位置が低く、支持基底面が広いほど安定する（図3-6）。

図3-6　姿勢による支持基底面の変化

2 – 4. てこの種類

てこには、第1のてこ、第2のてこ、第3のてこと呼ばれる3種類のてこがある（図3-7, 8）。てこの種類は支点、力点、荷重点の位置関係で決定される。

第1のてこ
支点が力点と作用点の間にあり、安定性がある。
例）立位における頭部の定位（支点：環椎後頭関節、力点：後頭骨の筋、荷重点：頭部の重心からの垂線を延長した部分）

第2のてこ
荷重点が力点と支点の間にあり、力の有利性がある。
例）つま先立ち時の足部（支点：中足指節関節部、力点：アキレス腱付着部、荷重点：足関節前方の重心線の通過点）

第3のてこ
力点が支点と荷重点の間にある。運動の速さに有利である。人体の大部分は第3のてこが関わる。
例）肘関節を伸展させる外力や前腕の重みに逆らい屈曲する（支点：肘関節、力点：上腕二頭筋の付着部、荷重点：前腕の重心）

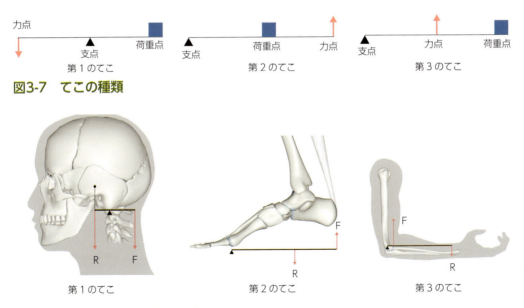

図3-7　てこの種類

図3-8　てこの種類・人体での応用

2-5. 筋肉の収縮様式（図3-9）

　筋の収縮様式には、収縮に際して筋の長さが変化しない静的収縮（等尺性収縮）と筋の長さが変化する動的収縮がある。動的収縮には発揮される張力が等しくなる等張性収縮と収縮速度が等しい等速性収縮がある。等張性収縮は、筋が短縮しながら収縮する短縮性収縮（求心性収縮）と筋が伸張しながら収縮する遠心性収縮（伸張性収縮）に分けられる。

　伸張性収縮は最も大きな張力を発揮できるが、遅発性筋痛や肉離れなどの筋損傷を生じやすい。等尺性収縮は関節への負荷が少なく、短時間の抵抗運動で筋力を増強することができるが、血圧上昇や筋内の血流減少を起こしやすい。

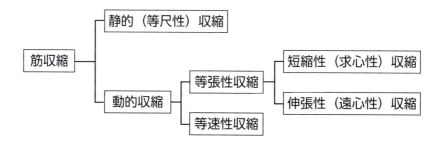

図3-9　筋肉の収縮様式

2-6. 凹凸の法則（図3-10）

　多くの関節における関節面は一方が凹面で他方が凸面を呈している。固定された凹面に対して凸面が運動する場合、骨運動と反対方向に関節面が滑り（凸の法則）、固定された凸面に対して凹面が運動する場合、骨運動と同方向に関節面が滑る（凹の法則）。これを凹凸の法則という。

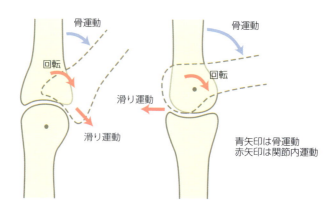

図3-10　凹凸の法則（文献2より引用）

3. 身体の機能解剖

3 − 1. 脊柱の機能解剖（図 3-11、12）

　脊柱では屈曲・伸展、側屈、回旋の運動が生じる。それぞれの形態には特徴があり、椎間関節面の方向が異なることが各部の運動方向や範囲に影響を及ぼす。

　頸椎では、椎間関節は水平面に対して45°傾き、前額面に対しては平行である。環軸関節では、回旋運動が多く生じる。

　胸椎では、椎間関節は水平面に対して60°傾き、前額面に対しては20°傾いている。胸郭を形成しているため可動性は小さく、屈曲・伸展の動きは腰椎に近づくほど大きくなる。

　腰椎では、椎間関節は水平面に対して直角、前額面に対して45°の傾きがある。屈曲・伸展、側屈が可能だが、回旋の可動域は小さい。

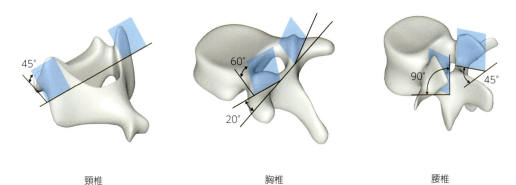

図3-11　頸椎、胸椎、腰椎の椎間関節の関節面

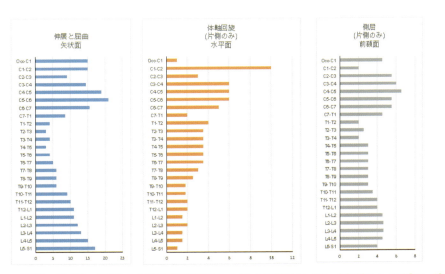

図3-12　頸椎、胸椎、腰椎の各椎間関節面での最大可動域（°）（文献3より引用・改変）

3 – 2. 肩甲帯と上肢の機能解剖

肩複合体

肩複合体は、解剖学的関節（胸鎖関節、肩鎖関節、肩甲上腕関節）と機能的関節（肩甲胸郭関節、肩峰下関節）の5つで構成される。

1）胸鎖関節の機能解剖

胸骨の鎖骨切痕と鎖骨の胸骨端で構成される。形状は鞍関節であり、関節円板を有する。上肢帯と体幹を結ぶ唯一の関節である。

2）肩鎖関節の機能解剖

肩鎖関節の機能は、肩鎖関節の保持、肩甲骨の支持、鎖骨間の運動の介達である。

3）肩甲上腕関節の機能解剖

肩甲上腕関節は、肩甲骨の関節窩と上腕骨頭により形成される。

回旋筋腱板（rotator cuff）は、棘上筋、棘下筋、小円筋、肩甲下筋のそれぞれの腱を指している。役割としては、上腕骨々頭を関節窩に保持し、円滑な上肢の挙上運動を行う作用を担っている。

4）肩甲胸郭関節の機能解剖

肩甲骨は、前額面に対して約30°傾斜している。肩甲骨と鎖骨のあいだの角度は約60°である（図3-13）。

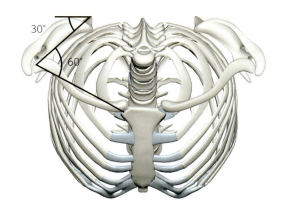

図3-13
胸郭・鎖骨・肩甲骨の関係

胸郭上における肩甲骨の動きには、挙上・下制、内転・外転、上方回旋・下方回旋、前傾・後傾がある（図3-14）。

図3-14 肩甲骨の動き

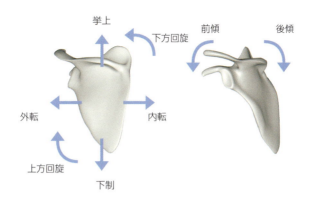

5）肩峰下関節（第2肩関節）の機能解剖

　上腕骨々頭と肩峰の間にある機能的関節を肩峰下関節（第2肩関節）という。烏口肩峰靭帯と上腕骨々頭の間には、棘上筋、肩甲下筋、関節包、肩峰下滑液包が介在し、肩関節を保護するとともに上腕骨々頭の過度な上方移動を防いでいる。

肩関節複合体として生じる上肢の運動

　基本肢位から上腕を外転するとき、肩関節固有の運動に肩甲骨の上方回旋運動が伴う。肩関節が2°外転するとき肩甲骨は1°上方回旋する2:1の比率で外転運動が行われ、これを肩甲上腕リズムという（図3-15）。肩外転180°の角度とは、肩甲上腕関節の外転120°と肩甲胸郭関節の上方回旋60°を合わせたものである。

図3-15 肩甲上腕リズム

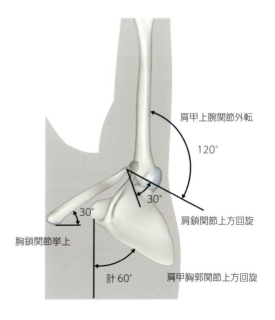

3－3. 肘関節

肘関節は、腕尺関節、腕橈関節、上橈尺関節からなる複合関節である。腕尺関節と腕橈関節では肘関節の屈曲・伸展が行われる。橈骨と尺骨は上橈尺関節と下橈尺関節を連結し、前腕の回内・回外に関わる。

1）運搬角（carrying angle）

肘関節伸展位では、上腕骨長軸に対して前腕長軸が10°〜20°生理的に外反している。物を手にぶら下げた時に明らかになることから、運搬角という（図3-16）。

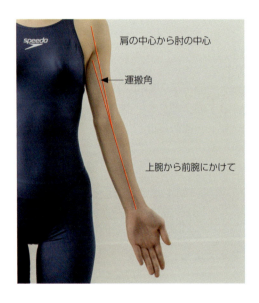

図3-16　運搬角

2）ヒューター線・ヒューター三角（3-17）

肘関節伸展位で肘頭が内側上顆と外側上顆を結んだ線上に一致する。これをヒューター線という。また、屈曲位では、これらの3部位が二等辺三角形を形成する。これをヒューター三角という。

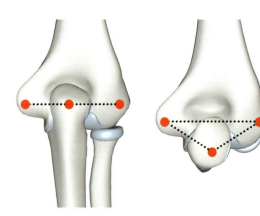

図3-17
ヒューター線・ヒューター三角

3）前腕の回内・回外運動（図3-18）

回内・回外運動では尺骨は変位しない。上橈尺関節では橈骨頭はほぼ純粋に輪状靱帯内を回り、橈骨下端は尺骨頭の周囲を回る。橈骨の回旋軸は常に上腕骨小頭の中心を通る。

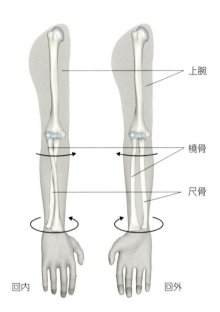

図3-18　回内・回外運動

3 − 4. 手関節

手関節は2軸性であり、掌屈・背屈、橈屈・尺屈が生じる。これらは橈骨手根関節と手根中央関節で行われる複合的な運動である。

橈骨遠位端の構造

手関節の可動域は橈屈に対して尺屈が、背屈に対して掌屈の可動域が大きい。これは橈骨下端の関節面は前額面でみると尺側に約20°、矢状面で掌側に10°〜15°傾斜しており可動域に差が生じるためである（図3-19）。

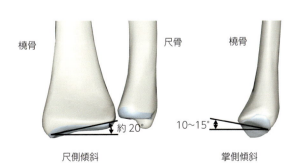

図3-19　橈骨遠位端の構造

4．骨盤と下肢の動き

4－1．股関節の機能解剖

股関節は、体幹と下肢の連結部としての役割があり、3つの運動軸をもつ多軸性の関節である。

1）大腿骨頸体角

大腿骨頸の長軸と大腿骨体の長軸のなす角度を大腿骨頸体角という。出生時では約140°〜150°、成人では125°〜130°の角度がある。頸体角が正常値より小さいものを内反股といい、正常より大きいものを外反股という（図3-20）。

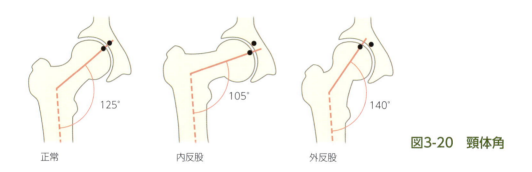

図3-20　頸体角

2）前捻角

大腿骨頸軸は大腿骨内・外側顆を通る軸に対して前方へ捻れている。この角度を前捻角といい正常では10°〜30°である（図3-21）。

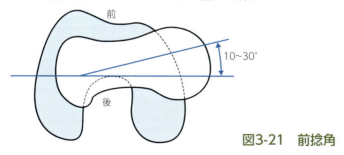

図3-21　前捻角

3）スカルパ三角

鼠径靱帯、長内転筋外縁、縫工筋内縁で囲まれた三角形の領域の内側に大腿骨頭が位置している。また内側から大腿静脈、大腿動脈、大腿神経の順に位置する（図3-22）。

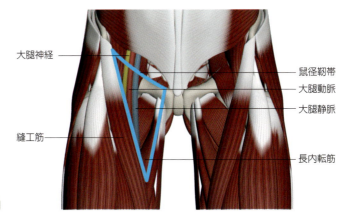

図3-22　スカルパ三角

4) ローザー・ネラトン線

　股関節45°屈曲位において上前腸骨棘と坐骨結節とを結ぶ線をローザー・ネラトン線といい、この線上で大転子に触れることができる（図3-23）。

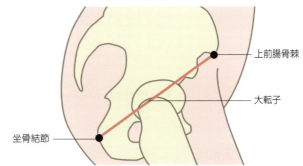

図3-23　ローザー・ネラトン線

5) 股関節の動きと靱帯の緊張

　股関節の靱帯には腸骨大腿靱帯、恥骨大腿靱帯、坐骨大腿靱帯、大腿骨頭靱帯がある。股関節の運動方向と各靱帯の緊張の程度と関係を表3-1に示す。

表3-1　股関節の動きと靱帯の緊張

	屈曲	伸展	外転	内転	外旋	内旋
腸骨大腿靱帯（上）	−	＋	−	＋＋	＋	−
腸骨大腿靱帯（下）	−	＋＋	＋	＋	＋	−
恥骨大腿靱帯	−	＋	＋＋	−	＋	−
坐骨大腿靱帯	−	＋	＋	−	−	＋
大腿骨頭靱帯	−	−	−	＋	−	−

＋：緊張、−：弛緩

4 – 2. 膝関節の機能解剖

1）大腿脛骨角と下肢機能軸（図3-24）

大腿骨と脛骨がなす角度を大腿脛骨角（Femorotibial angle：FTA）といい170°～175°の生理的外反を示す。また、大腿骨頭中心から足関節を結ぶ下肢機能線を下肢機能軸（Mikulicz線）という。

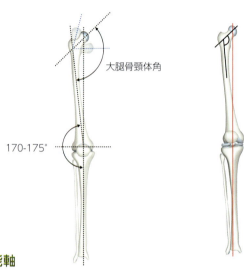

図3-24
大腿脛骨角（FTA）と下肢機能軸（Mikulicz線）

2）外反膝、内反膝（図3-25）

生理的外反が過剰になり、FTAが減少した状態を外反膝（X脚）といい、生理的外反

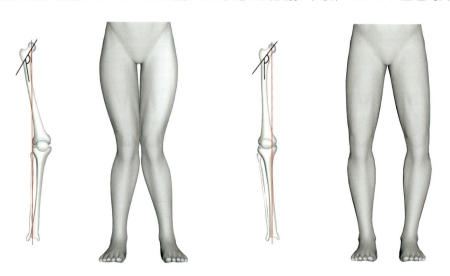

が減少し、FTAが増加した状態を内反膝（O脚）という。
図3-25　外反膝（X脚）・内反膝（O脚）

3) Quadriceps angle（Qアングル）

上前腸骨棘と膝蓋骨中心を結ぶ線、および膝蓋骨中心と脛骨粗面を結ぶ線との角度をQアングルという（図3-26）。大腿四頭筋の膝蓋骨への外側牽引力がQアングルによって示される。15°以上のQアングルは膝蓋大腿関節痛、軟骨軟化症、膝蓋骨脱臼に影響すると考えられている。

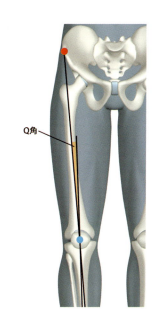

図3-26　Qアングル

4) 関節半月

内側半月は上から見ると細いC字状、外側半月はO字状に近い形をしている。その機能は、関節の適合性を良好にする、緩衝作用、可動域を適切に保つ、関節内圧を均等化する、滑液を分散させることである（図3-27）。

屈曲すると関節半月は後方に移動し、伸展すると前方に移動し移動量は外側半月の方が大きい（図3-28）。また下腿外旋時には内側半月は後方に、外側半月は前方に移動し、下腿内旋時にはその逆となる（図3-29）。

図3-27　膝関節の半月板と靱帯

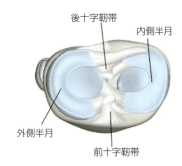

図3-28　伸展・屈曲時の半月板の動き

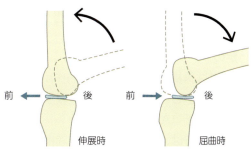

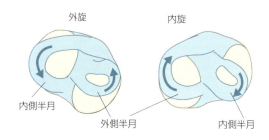
図3-29　回旋時の半月板の動き

5）膝関節の動きと靱帯の緊張
　膝関節の靱帯には前・後十字靱帯、内外側側副靱帯がある。膝関節の動きと靱帯の緊張の関係を表3-2に示す。

表3-2　運動時の靱帯の緊張

	外側側副靱帯	内側側副靱帯	前十字靱帯	後十字靱帯
伸　展	＋	＋	＋	－
屈　曲	－	－	＊	＊
外　旋	＋	＋	－	－
内　旋	－または＋	－または＋	＋	＋

＊：屈曲の程度によって緊張の度合いが変わる。＋：緊張、－：弛緩　（Lanz J, et al. 1959）

　前十字靱帯は脛骨の前方移動を制限し、後十字靱帯は脛骨の後方移動を制限する。また、外側側副靱帯は膝の内反を防止し、内側側副靱帯は膝の外反を防止する。側副靱帯は、膝関節伸展時には緊張し、屈曲時には弛緩する。

6）終末強制回旋運動（screw-home movement）
　膝関節の屈曲・伸展運動は、下腿の回旋を伴う。最大伸展位からの屈曲初期には脛骨は大腿骨に対して内旋し、屈曲位から伸展する際には下腿が外旋する。これを終末強制回旋運動という。

4－3．足関節の機能解剖

1）足のアーチ（図3-30）
　足部には骨構成、靱帯支持、筋作用よりなる3つのアーチがある。これらにより歩行や走行時に生じる身体への衝撃吸収がなされる。
　・横アーチ（AB間）
　　中足部では、内側楔状骨、中間楔状骨、外側楔状骨、立方骨により構成され、前足

部では第1〜5中足骨により構成される。
- 外側縦アーチ（BC間）
  踵骨、立方骨、第5中足骨より構成される。
- 内側縦アーチ（AC間）
  踵骨、距骨、舟状骨、内側楔状骨、第1中足骨より構成される。

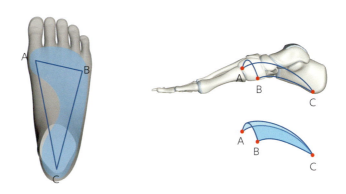

図3-30　足のアーチ

2）足アーチに対する巻き上げ機構（Windlass effect）

　足底腱膜は、踵骨隆起と第1〜5趾の基節骨に付着している。このため、中足指節関節を伸展することにより足底腱膜が牽引され縦アーチは上昇する（図3-31）。

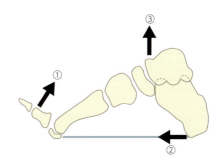

図3-31　足アーチに対する巻き上げ機構

3）距腿関節での動き

　距腿関節軸（図3-32）での主となる運動は底屈・背屈である。距骨滑車の幅は、後方より前方が約5mm広いため、わずかに外・内転運動が可能になる。水平面に対して約6°、前額面に対して約10°の角度があり、背屈運動では外転・回内運動、底屈運動では内転・回外運動をわずかに伴う。

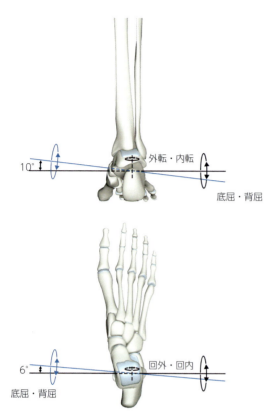

図3-32　距腿関節軸

4）距骨下関節（Henke軸）での動き

距骨下関節軸（Henke軸）（図3-33）は、踵の後外方から前内方の方向に斜めに上方に走る。この運動軸は水平面に対して約42°、矢状面に対して約16°傾斜している。この関節では、底屈・背屈、外転・内転、回外・回内運動が可能である。

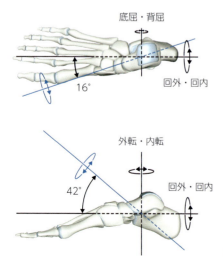

図3-33　距骨下関節軸

5）横足根関節での動き

横足根関節は、縦軸（図3-34）と斜軸（図3-35）の2つの運動軸を有する。縦軸は水平面に対して約15°、矢状面に対して約9°傾斜し、斜軸は水平面に対して約52°、矢状面に対して約57°傾斜している。この関節は、主に回外・回内運動に関与している。

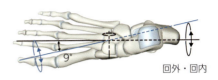

図3-34　横足根関節（縦軸）

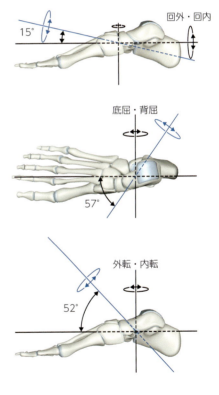

図3-35　横足根関節（斜軸）

参考文献

1. 中村隆一、他（著）：基礎運動学　第6版．2003．医歯薬出版株式会社、東京．
2. 安藤正志（監）：標準徒手医学Ⅰ入門編．2016．医学映像教育センター、東京．
3. Donald A. Neumann（著）、嶋田智明、他（監訳）：カラー版　筋骨格系のキネシオロジー　原著第2版．2012．医歯薬出版株式会社、東京．

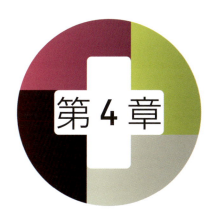

検査測定

林田　はるみ
常葉大学 健康プロデュース学部 心身マネジメント学科

　選手のコンディショニングや、外傷発生から競技に復帰するためのアスレチックリハビリテーション、またはスポーツ外傷の応急処置を行うためには、検査測定を行い選手の状態を評価することが必要である。検査測定は、選手の状態を的確に把握し、どのように改善し強化すればよいのかを検討するための情報収集の過程であり、選手に対する安全で効果的なプログラムを提供することを目的に行う。単に測定データを収集することではなく、検査測定に続くケアや、トレーニングを検討する上で必要な正確な情報を得ることを指し、さらにはそのプロセスを定期的に行うことで、実施しているケアやトレーニングなどの効果の測定を行う必要がある。

1. 検査測定と評価のプロセス

　トレーナーが行う検査測定と評価を行う手順の一つにHOPSがある（表4-1）。HOPSとはHistory（問診）、Observation（視診）、Palpation（触診）、Special & Stress Test（整形外科的検査）の頭文字をとったものである。

表4-1　HOPS検査測定と評価のプロセス

項目	内容
History 問診	既往歴や症状、痛みの部位などの現病歴を聴取する 外傷、障害の発症機序につながる情報収集を行い、病態を推測する 選手をサポートする環境を把握する
Observation 視診	姿勢、左右の違い、形態を観察する 外傷、障害との関連がある動作を観察し、身体機能障害の要因を推測する
Palpation 触診	緊張感や圧痛点などを確認する 腫脹や熱感の有無を知る
Special & Stress Test 整形外科的検査	関節可動域や筋力検査、整形外科的テストなどを行う 問診、視診、触診の結果から検査項目を絞り込んで、外傷、障害を推測する

2. トレーナーに必要な基本的な検査測定の方法

2－1. 姿勢の観察

　姿勢を評価する際にはまず解剖学的指標（ランドマーク）の位置を観察する（第3章「重心線」を参照）。また、姿勢を観察する際にはこれらの位置関係だけでなく、肩や骨盤の左右の高さの違いやねじれにも注意する必要がある。

　脊柱のラインを側方からみると、頸椎は前に、胸椎は後ろに、腰椎は前に向かってゆるやかに弯曲しており、これを生理的弯曲という。生理的弯曲が崩れると、腰椎の過度の前弯、猫背（円背）や代償による頸椎の過度な前弯などの不良な姿勢を引き起こす（図4-1）。

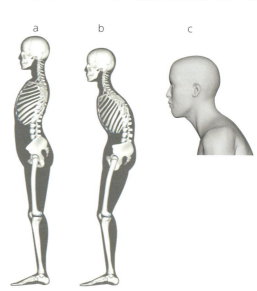

図4-1　不良姿勢
a 腰椎の過度の前弯
b 猫背（円背）
c 代償による頸椎の過度な前弯

2-2. 姿勢に影響を及ぼす下肢アライメント

姿勢に影響を及ぼす要因の一つに下肢アライメントがある。下肢アライメントは、下肢の骨配列の状況を示すものであり、不良なアライメントは姿勢や動作に影響を与えるため把握しておく必要がある。

膝のアライメントを表すFTA、O脚（内反膝）、X脚（外反膝）、Qアングルについては第3章を参照されたい。また、スポーツ動作上の問題点を明確にするためには、静的アライメントのみでなく、走行やジャンプ時など動的アライメントの評価が重要である。なかでも動作時に膝が内側に入り足先が外側を向いた状態をKnee-in toe-outといい（図4-2）、膝や足部にストレスが加わって膝関節靱帯損傷や足関節捻挫を引き起こすなど、スポーツ障害と関係することが知られている。

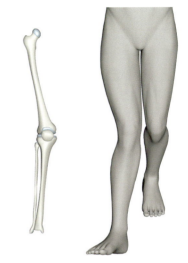

図4-2　Knee-in toe-out

足部のアライメントを図4-3a〜eに示す。立位で後方よりアキレス腱と踵骨のラインを観察し、下腿軸に対して足部長軸が内方に傾いた（内反した）状態を回外足、下腿軸に対して足部長軸が外側に傾いた（外反した）状態を回内足という。足底の縦アーチが低下した状態を偏平足といい、母趾の中足指節関節部で基節骨が外転内旋し第一趾が外反した状態を外反母趾という。回外足は足関節内反捻挫と、また扁平回内足は動作時のKnee-in toe-outと関連があるため、動的アライメントと合わせて評価を行う必要がある。

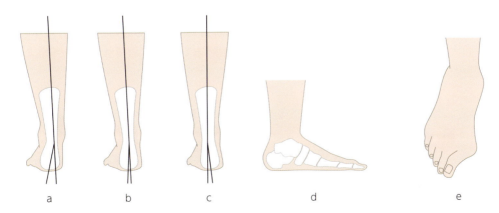

図4-3　足部のアライメント　a 回内足（踵部外反）　b 正常足（約5°の外反）　c 回外足（踵部内反）　d 偏平足　e 外反母趾

2－3. 身体計測

身体計測は身体各部の長さ、太さ、重さなどを一定の計測機器で測ることであり、その結果から身体の状態や左右差について比較検討を行う。身体計測により筋萎縮・筋肥大の程度や肢長など身体の状態を知ることができる。

四肢長の測定

四肢長は上肢及び下肢の長さを、巻尺（メジャー）を用いて測る。

上肢の測定は座位または立位にて、上肢を体側に下し、肘関節伸展、前腕回外、手関節中間位で行う（図4-4 a～c）。上肢長は、肩峰外側端から橈骨茎状突起または中指先端までの最短距離を計測する。上腕長は肩峰外側端から上腕骨外顆までを、前腕長は上腕骨外顆から橈骨茎状突起までの距離を計測する。

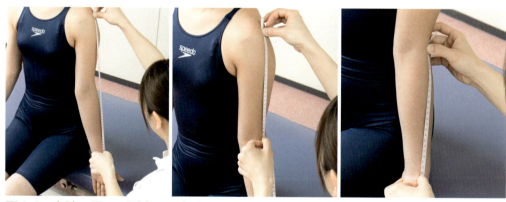

図4-4　上肢の長さの測定　a 上肢長　b 上腕長　c 前腕長

下肢の測定は背臥位にて骨盤を水平にし、下肢を伸展し、股関節を内外旋中間位で行う（図4-5 a～d）。下肢長には棘果長と転子果長の2種類がある。棘果長は上前腸骨棘から脛骨内果までの、転子果長は大腿骨大転子から腓骨外果までの最短距離を計測する。大腿長は大腿骨大転子から大腿骨外顆または膝関裂隙までを、下腿長は大腿骨外顆または膝関裂隙から腓骨外果までの距離を計測する。

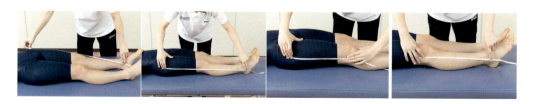

図4-5　下肢の長さの測定　a 下肢長（棘果長）　b 下肢長（転子果長）　c 大腿長　d 下腿長

四肢周径の測定

　四肢周径は上肢及び下肢の太さを測るものである。上肢または下肢の長軸に対して巻尺を直角にあて、一度メジャーを軽く引っ張り少し皮膚を絞るようにした後に緩めて、皮膚に密着させて正確に測定する。

　上肢の測定は座位または立位にて行う（図4-6a〜c）。上腕周径には肘伸展位と肘屈曲位があり、肘伸展位上腕周径は、上肢を体側に下した肘関節伸展位で、上腕中央部の上腕二頭筋の最大膨隆部を測定する。その後、巻き尺をゆるめて、力こぶが出るように肘を力強く屈曲させた状態にさせ、肘屈曲位上腕周径を測定する。前腕周径には最大前腕周径と最小前腕周径がある。上肢を体側に下した肢位で、最大前腕周径は前腕近位側の最大膨隆部を、最小前腕周径は前腕遠位側の最小部を測定する。

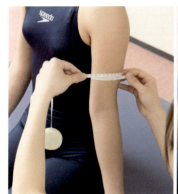 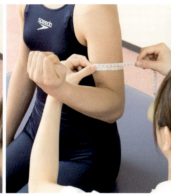 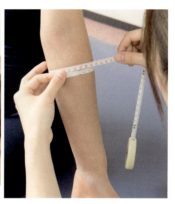

図4-6　上肢周径の測定　a 上腕周径（肘伸展位）　b 上腕周径（肘屈曲位）　c 前腕周径

　下肢の測定は背臥位にて、下肢をやや開排位にして行う（図4-7 a〜b）。大腿周径には様々な測定点があるが、一般的には、大腿中央部や膝関節裂隙または膝蓋骨上縁5〜10 cmの周径を計測する。下腿周径には最大下腿周径と最小下腿周径がある。最大下腿周径は、膝関節をやや屈曲させて下腿三頭筋がベッドで圧迫されないような状態で、下腿の最大膨隆部を測定する。最小下腿周径は、内果と外果の直上で最も細い部位を測定する。

図4-7　下肢周径の測定
a 大腿周径
b 最大下腿周径

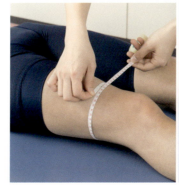 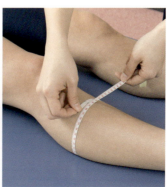

2-4. 整形外科的テスト

　発生したスポーツ外傷や障害の状況をスポーツ現場において判断する方法に、整形外科的テストがある。スポーツ動作や運動時の痛みなどに影響する、構造的な病変を推測するスクリーニングとして用いられる。

体幹（頸部・胸部）のテスト
　頸椎疾患（頸椎椎間板ヘルニアなど）

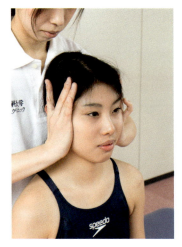

牽引テスト：頸部を軽度屈曲させ、側頭部を両側から挟み込み、上方へ牽引する。上肢への放散する痛みを有する場合、頸部由来の疼痛が疑われる。

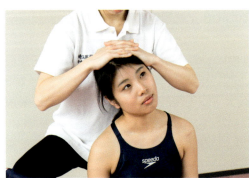

Spurlingテスト：頸部を伸展・側屈させ圧迫を加える。神経根に圧迫性障害が存在するときには、患側上肢に疼痛やしびれ感が放散する。

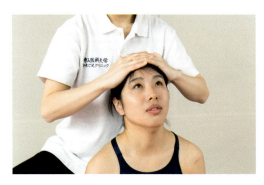

Jacksonテスト：頸部を後屈させ圧迫を加える。神経根に圧迫性障害が存在するときには、上肢に疼痛やしびれ感が放散する。

胸郭出口症候群

Adsonテスト：橈骨動脈を触知しながら疼痛側に頭部を回転させ、あごを持ち上げて深呼吸させる。橈骨動脈の拍動が消失・減弱するものを陽性とする。

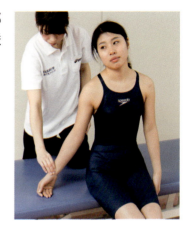

Wrightテスト：上肢を90°外転、外旋させた位置から水平外転させる。このとき橈骨動脈の拍動が消失・減弱するものを陽性とする。

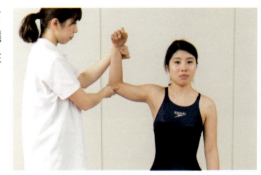

Allenテスト：Wrightテストの肢位でさらに頸部を左右に回旋させて脈拍の変化を見る。

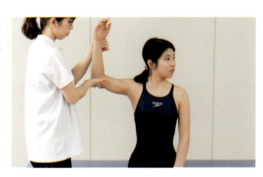

Morleyテスト：鎖骨上窩部の斜角筋三角部を母指で圧迫する。圧迫により局所と末梢への放散痛やしびれが出現する場合を陽性とする。

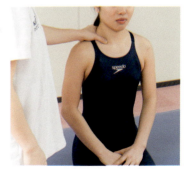

体幹（腰部）のテスト

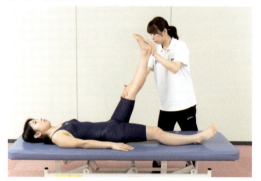

下肢伸展挙上テスト
（Straight Leg Raising test）：背臥位にて膝関節伸展位を保ったまま、他動的に下肢を挙上していく。股関節屈曲70°未満で坐骨神経に沿った痛みが誘発される場合は椎間板ヘルニアが疑われる。

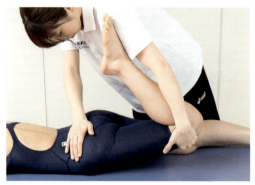

大腿神経伸展テスト
（Femoral Nerve Stretch test）：腹臥位にて膝関節90°屈曲位で、把持した下腿を上方に引き上げることで他動的に股関節を伸展させる。大腿神経に沿った痛みが誘発させる場合は上位腰椎椎間板ヘルニアが疑われる。

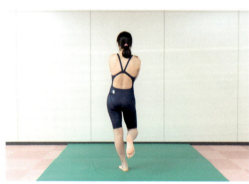

トレンデレンブルグ・テスト
（Trendelenburg test）：片脚立位をとらせたとき、骨盤を水平に保てず遊脚側の骨盤が下がる。股関節外転筋力が低下している場合に観察される。

肩・上腕のテスト

Drop arm sign：他動的に挙上した上肢をセラピストが支えながら下降させ、外転90°くらいで手を離すと上肢が落ちてしまう場合は肩板損傷が疑われる。

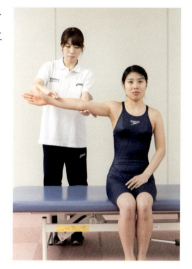

Speedテスト：肘伸展位、前腕を回外位のまま、対象者が上腕を前方挙上するのに対してセラピストが抵抗を加える。結節間溝部に疼痛が増強する場合に上腕二頭筋長頭腱炎が疑われる。

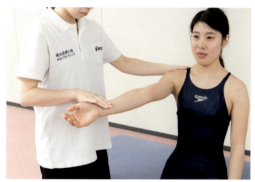

Yergasonテスト：肘屈曲位、前腕を回内位に保持させ、対象者が前腕回外するのに対してセラピストが抵抗を加える。結節間溝部に疼痛が出現する場合に上腕二頭筋長頭腱炎が疑われる。

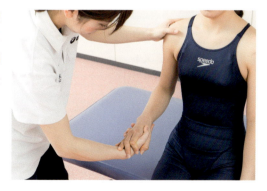

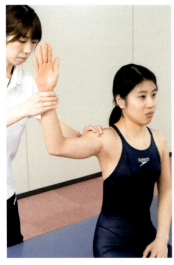

Anterior apprehension test：他動的に肩関節90°外転・外旋位で、肘関節90°屈曲位にさせ、セラピストが上腕骨頭を後方から前方へ押すとき、脱臼感や不安感を訴えるものを陽性とする。

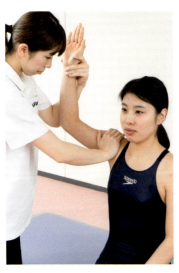

Posterior apprehension test：他動的に肩関節90°外転・外旋位で、肘関節90°屈曲位にさせ、セラピストが上腕骨頭を前方から後方へ押すとき、脱臼感や不安感を訴えるものを陽性とする。

肘関節・前腕のテスト
肘関節側副靱帯のテスト

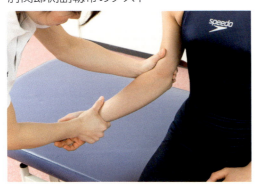

外反ストレステスト：上腕骨を最大外旋させ、肘関節軽度屈曲位で外反ストレスを加える。疼痛や不安定感が誘発される場合に内側側副靱帯の損傷が疑われる。

内反ストレステスト：上腕骨を最大外旋させ、肘関節軽度屈曲位で内反ストレスを加える。疼痛や不安定感が誘発される場合に外側側副靱帯の損傷が疑われる。

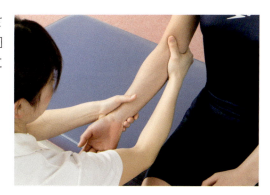

上腕骨外側上顆炎のテスト

外上顆部の圧痛検査：外上顆部を押さえると疼痛が誘発される。

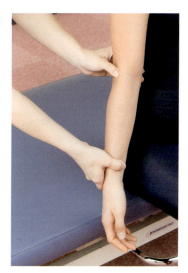

手関節背屈テスト（Thomsen test）：抵抗を加えながら手関節を背屈させると、疼痛が誘発される。

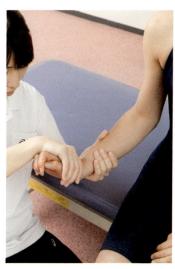

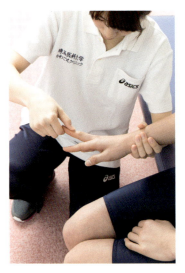

中指伸展テスト：抵抗を加えながら中指を伸展させると、疼痛が誘発される。

膝関節・下腿のテスト

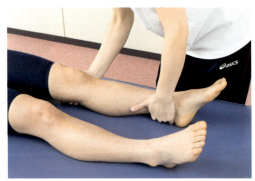

外反ストレステスト（valgus stress test）：背臥位にて膝伸展位（0°）と軽度屈曲位（30°）で、関節裂隙を触診しつつ膝外反ストレスをかける。膝の動揺が見られる場合は内側側副靱帯損傷が疑われる。

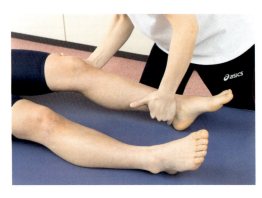

内反ストレステスト（varus stress test）：背臥位にて膝伸展位（0°）と軽度屈曲位（30°）で、関節裂隙を触診しつつ膝内反ストレスをかける。膝の動揺が見られる場合は外側側副靱帯損傷が疑われる。

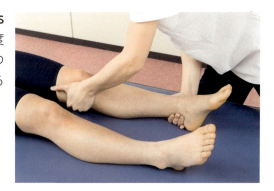

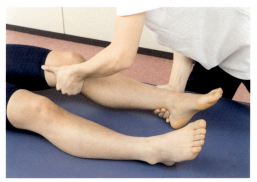

前方引き出しテスト：背臥位にて膝関節90°屈曲位とし、両手で下腿近位部を把持し、回旋中間位、内旋位、外旋位で前方へのストレスを加える。大きな前方への引き出し徴候が見られる場合には前十字靱帯の損傷が疑われる。

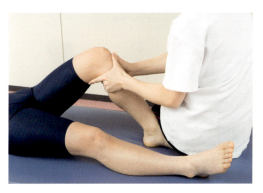

後方引き出しテスト：背臥位にて膝関節90°屈曲位とし、両手で下腿近位部を把持し、回旋中間位、内旋位、外旋位で後方へのストレスを加える。大きな後方への引き出し徴候が見られる場合には後十字靱帯の損傷が疑われる

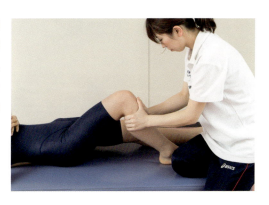

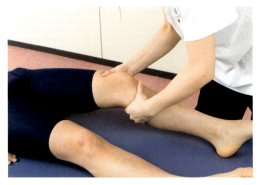

Lachmanテスト：背臥位にて膝関節軽度屈曲位（30°）、膝回旋中間位で、大腿骨遠位部と下腿近位部を把持し、膝屈筋群を弛緩させた状態で脛骨の前方引き出しを行う。大きな前方への引き出し徴候と明確でないend pointの場合には、前十字靱帯の損傷が疑われる。

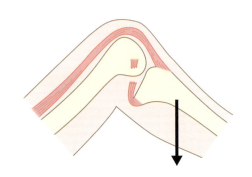

saggingサイン：背臥位にて股関節45°屈曲、膝関節90°屈曲位の姿勢をとる。大腿骨に対して脛骨上面が後方に落ち込む場合、後十字靱帯の損傷が疑われ、陽性とする。

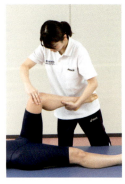 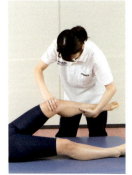

McMurrayテスト：背臥位にて股関節と膝関節を最大屈曲位にし、下腿の内旋（左上）と外旋（左下）を行う。さらに膝を内旋または外旋位から徐々に伸展する（それぞれ右上、右下）。膝の疼痛や有痛性のclickが認められた場合には、半月板の損傷が疑われる。

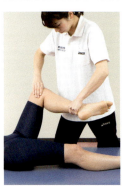 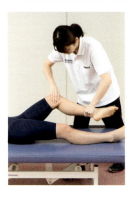

Apprehension テスト：背臥位にて膝関節を軽度屈曲位にし、セラピストは膝蓋骨に対し外方へ動かす力を加える。不安定感を訴える場合には、膝蓋骨脱臼や亜脱臼が疑われる。

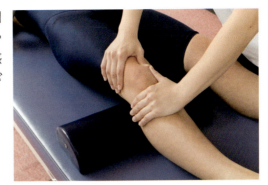

Thompsonテスト：ベッドの上で腹臥位または膝立ちにし、両足を台や椅子の上から出させてリラックスさせる。セラピストが腓腹筋を把持し、この時に足関節が底屈しなければアキレス腱断裂の徴候である。

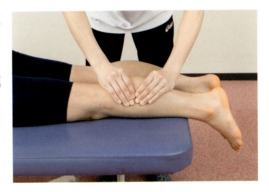

2－5．関節可動域測定

　関節可動域測定（Range of motion test：ROM-T）とは、体の各関節を自動的あるいは他動的に動かした時の、運動範囲を測定することである。

　関節可動域に制限がある場合、その原因としては骨や軟骨など関節そのものの構造に起因するものと、筋や腱など関節周囲の軟部組織によるもの、中枢や末梢神経の障害によるもの、痛みなど、多様な因子が複合して起こることが多い。関節可動域測定を行うことで、可動域制限の程度を把握するだけでなく、関節の動きを阻害する原因を考え、改善するためのケアやトレーニングプログラムの作成に活かしたり、その効果を判定したりすることができる。

　関節可動域の測定は角度計（ゴニオメータ）を用いて行う（図4-8）。角度計には金属製、プラスチック製など材質や大きさの異なるものがあり、関節の大きさや動きの特徴に合わせて選択する。

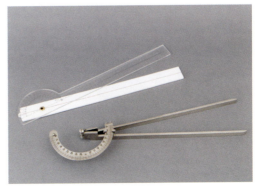

図4-8　角度計（プラスチック製角度計、東大式角度計）

関節可動域の測定にあたっては、次の点に留意する。
- 測定しようとする関節は露出する。場合によっては、個室やパーティションを使用し対象者のプライバシーが保たれるよう配慮する。
- 対象者に十分な説明を行い、事前に測定関節を一度ゆっくりと運動させるとよい。
- 自動可動域を確認した後、他動可動域を測定する。
- 角度計は身体に軽く触れる程度とし、圧迫したり運動を妨げないようにする。
- 測定は2回行う。測定の際、軸のずれが起こらないように注意する。
- 角度計を読み取るには、目盛りと目の高さを同じにし、5度刻みで読み取る。
- 最終域感（end feel）を確認し、痛みがある場合はどの範囲で痛みがあるのかを記録する。

上肢帯の関節可動域測定（肩・肘・手首）

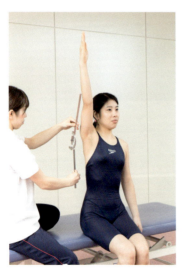

肩関節屈曲（前方挙上）
肢位：座位または立位にて前腕中間位
基本軸：肩峰を通る床への垂直線
移動軸：上腕骨
参考可動域：180°
注意点：代償動作として体幹伸展や反対側への側屈、腰椎前弯の増強に注意する。

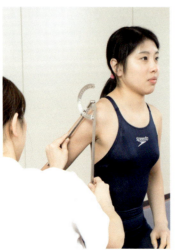

肩関節伸展（後方挙上）
肢位：座位または立位にて前腕中間位
基本軸：肩峰を通る床への垂直線
移動軸：上腕骨
参考可動域：50°
注意点：代償動作として、体幹屈曲や回旋に注意する。

肩関節外転（側方挙上）
肢位：座位または立位
基本軸：肩峰を通る床への垂直線
移動軸：上腕骨
参考可動域：180°
注意点：90°外転に達する前に上腕骨を外旋させ手のひらを上に向ける。
代償動作として体幹の反対側への側屈に注意する。

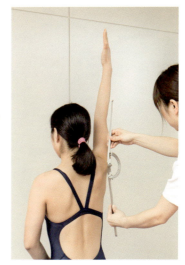

肩関節外旋
肢位：座位または立位にて、上腕を体幹に接して肘関節90°屈曲し、前腕は中間位。
基本軸：肘を通る前額面への垂直線
移動軸：尺骨
参考可動域：60°
注意点：代償動作として体幹の回旋や側屈に注意する。

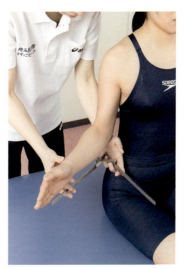

肩関節水平屈曲
肢位：背臥位にて肩関節90°外転位
基本軸：肩峰を通る矢状面への垂直線
移動軸：上腕骨
参考可動域：135°
注意点：代償動作として体幹の回旋や肩甲骨前方突出に注意する。

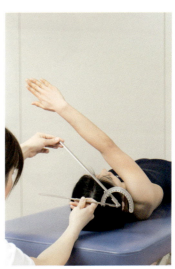

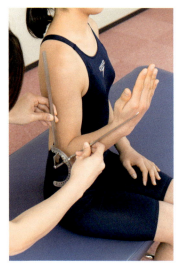

肘関節屈曲
肢位：座位または背臥位にて前腕回外位
基本軸：上腕骨
移動軸：橈骨
参考可動域：145°
注意点：代償動作として肩関節の屈曲や前腕の回内が起こらないよう注意する。

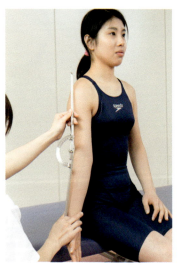

肘関節伸展
肢位：座位または背臥位にて前腕回外位
基本軸：上腕骨
移動軸：橈骨
参考可動域：5°
注意点：代償動作として肩関節の外旋が起こらないよう注意する。
肘関節の過伸展と伸展制限がある場合は、角度計の当て方が逆になる。

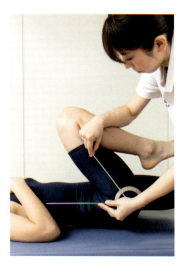

股関節屈曲
肢位：背臥位
基本軸：体幹と平行な線
移動軸：大腿骨（大転子と大腿骨外顆の中心を結ぶ線）
参考可動域：125°
注意点：代償動作として骨盤の後傾と対側下肢の挙上に注意する。

股関節伸展
肢位：腹臥位
基本軸：体幹と平行な線
移動軸：大腿骨（大転子と大腿骨外顆の中心を結ぶ線）
参考可動域：15°
注意点：代償動作として骨盤の前傾や回旋に注意する。

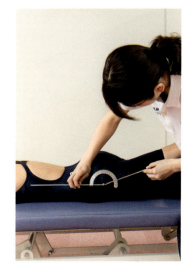

股関節外転
肢位：背臥位
基本軸：両側の上前腸骨棘を結ぶ線への垂直線
移動軸：大腿中央線（上前腸骨棘より膝蓋骨中心を結ぶ線）
参考可動域：45°
注意点：代償動作として骨盤の側方挙上と、股関節の内旋・外旋に注意する。
基本軸である両側の上前腸骨棘を結ぶ線への垂直線があいまいになりやすいため、基本軸を両側の上前腸骨棘を結ぶ線とする方法が用いられる場合がある。

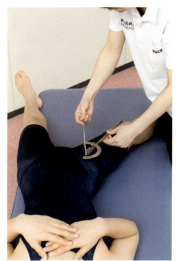

股関節内転
肢位：背臥位
基本軸：両側の上前腸骨棘を結ぶ線への垂直線
移動軸：大腿中央線（上前腸骨棘より膝蓋骨中心を結ぶ線）
参考可動域：20°
注意点：内転運動の妨げにならないように、対側下肢を屈曲挙上する。
代償動作として骨盤の下制と、股関節の内旋・外旋に注意する。
基本軸である両側の上前腸骨棘を結ぶ線への垂直線があいまいになりやすいため、基本軸を両側の上前腸骨棘を結ぶ線とする方法が用いられる場合がある。

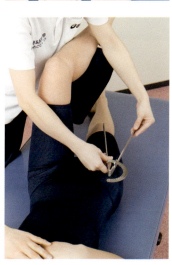

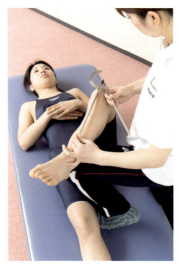

股関節外旋
肢位：背臥位にて股関節と膝関節90°屈曲位
基本軸：膝蓋骨より下した垂直線
移動軸：下腿中央線（膝蓋骨中心より足関節内外果中央を結ぶ線）
参考可動域：45°
注意点：代償動作として骨盤の下制や、股関節の外転・屈曲に注意する。
基本軸である膝蓋骨より下した垂直線があいまいになりやすいため、基本軸を両側の上前腸骨棘を結ぶ線とする方法が用いられる場合がある。

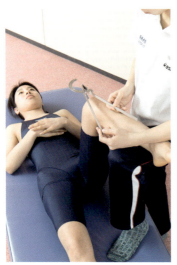

股関節内旋
肢位：背臥位にて股関節と膝関節90°屈曲位
基本軸：膝蓋骨より下した垂直線
移動軸：下腿中央線（膝蓋骨中心より足関節内外果中央を結ぶ線）
参考可動域：45°
注意点：代償動作として骨盤の挙上や、股関節の内転・伸展に注意する。
基本軸である膝蓋骨より下した垂直線があいまいになりやすいため、基本軸を両側の上前腸骨棘を結ぶ線とする方法が用いられる場合がある。

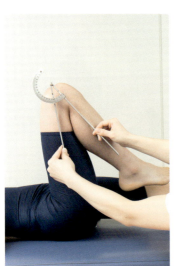

膝関節屈曲
肢位：背臥位
基本軸：大腿骨
移動軸：腓骨（腓骨頭と外果を結ぶ線）
参考可動域：130°
注意点：膝を屈曲させる際に足底がベッドに接触しないよう注意する。

膝関節伸展
肢位：背臥位
基本軸：大腿骨
移動軸：腓骨（腓骨頭と外果を結ぶ線）
参考可動域：0°
注意点：股関節は中間位で行う（実際の測定時は、下肢の外側から測定する）。

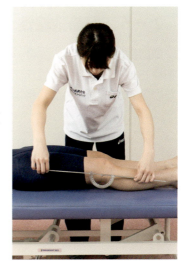

足関節伸展（背屈）
肢位：背臥位
基本軸：腓骨への垂直線
移動軸：第5中足骨
参考可動域：20°
注意点：基本軸である腓骨への垂直線があいまいになりやすいため、基本軸を腓骨とする方法がよく用いられる。足部の外がえしや内がえしが複合しないよう注意する。

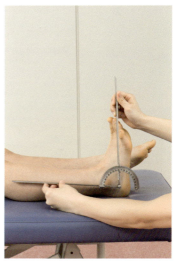

2-6. 関節弛緩性

　関節弛緩性（joint laxity）は、関節周囲の結合組織（関節包、靱帯など）の緩さの指標である。関節弛緩性テストは、スポーツ現場において関節が緩すぎるために発症する脱臼や靱帯損傷の危険性を評価するために用いられる（図4-9a～e）。

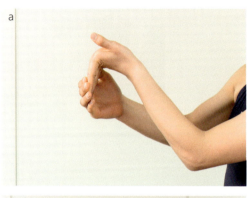
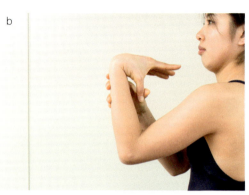
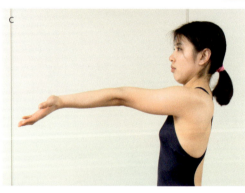
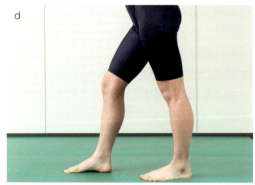
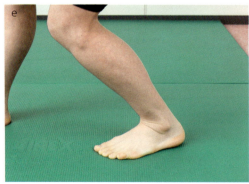

図4-9　関節弛緩性テスト
a 手指を伸展すると前腕と平行になる
b 手関節を屈曲、母指を掌側外転すると、母指が手関節に触れる
c 肘関節が10°以上過伸展する
d 膝関節が10°以上過伸展する
e 足関節が45°以上伸展する

2-7. 筋タイトネス

　筋タイトネスは、筋の伸張性を評価するための指標である。筋の伸張性の低下は、肉離れやオスグッド病などのスポーツ障害の原因となるため、定期的に評価する必要がある。

腰部およびハムストリングス：立位体前屈を行わせて指床間距離を測定する。この際、股関節、骨盤、脊柱の動きをよく観察する。

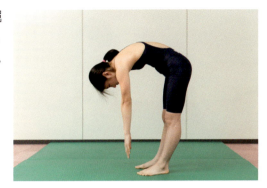

腸腰筋：背臥位にて他動的に反対側の股関節を屈曲させることで腰椎の前弯をとると、検側の股関節が屈曲してくる場合には、腸腰筋のタイトネスが強いことを表す。

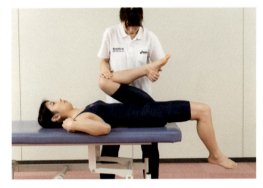

大腿四頭筋：腹臥位にて他動的に膝関節を屈曲させると"尻上がり現象"（股関節が屈曲してくる）が認められ場合には、大腿四頭筋のタイトネスが強いことを表す。

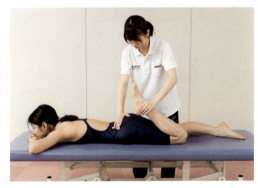

ハムストリングス：背臥位にて膝伸展位のまま他動的に股関節を屈曲させて、屈曲角度を測定する。

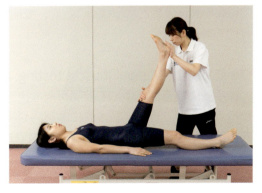

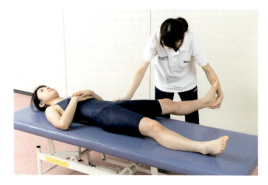

内転筋：背臥位にて膝伸展位で股関節を外転させて、外転角度を測定する。

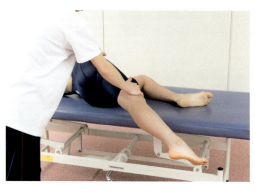

大腿筋膜張筋：検側下肢を上にした側臥位をとり、股関節・膝関節は伸展位のまま他動的に股関節を内転させる。大腿筋膜張筋のタイトネスが強いと骨盤や体幹での代償運動がおこる。

2-8. 筋力の測定

　トレーナーが接する選手の中にはスポーツ外傷、障害により筋力低下をはじめ筋機能に関連した様々な問題を有している場合がある。スポーツの現場では、握力や背筋力測定、垂直跳びやボール投げのようなパフォーマンステスト、フリーウエイトやウエイトマシーンなどの機器を用いた筋力評価と合わせて、徒手筋力検査（Manual muscle testing: MMT）のような機器を使用しない筋力評価が用いられる。機器を使用する筋力測定は正確な測定が可能であり客観的な結果が得られる反面、粗大な筋力評価となる。一方でMMTは、各関節運動に関わる筋群を個々に評価できるため、関節可動域テストの結果や動作分析と合わせることで、機能障害の程度や筋力低下の原因を予測するのに有効である。

徒手筋力検査（Manual muscle testing: MMT）
　徒手筋力検査は徒手にて計測可能なテストで、機器を使用しないためどこでも簡便に行うことができる。基本的には重力や検査者のかける抵抗に対して発揮される筋力を、0～5の6段階で判定する順序尺度である（表4-2）。徒手筋力検査の抵抗は、最も強い張力を発揮する位置で徒手による抵抗を加えて運動を抑止する抑止テスト（Break test）の方法が用いられる。徒手筋力検査における運動範囲は、関節可動域測定で用いられる参考可動域とは異なり、対象者が運動可能な範囲を意味するため、事前に関節可動域を把握しておく必要がある。

表4-2 徒手筋力検査の判定基準

段階	質的スコア	判定方法
5	Normal (N)　正常	関節の運動範囲を完全に動かすことが可能で、最大の抵抗を加えても最終運動域を保持することができる。
4	Good (G)　優	関節の運動範囲を完全に動かすことが可能で、強力な抵抗を加えても最終運動域を保持することができる。最大抵抗に対しては、抗しきれない。
3	Fair (F)　良	重力の抵抗だけに抗して運動可能範囲を完全に最後まで動かすことができるが、どんなに弱い抵抗であっても、抵抗が加われば運動が妨げられる。
2	Poor (P)　可	重力の影響を最小にした肢位でなら、運動範囲全体にわたり完全に動かすことができる。
1	Trace (T)　不可	テストする運動に関与する筋あるいは筋群に、ある程度の筋収縮活動が目に見えるか、手で触知できる。
0	Zero (Z)　ゼロ	触知によっても、視認によっても全く筋収縮活動のないもの。

　検査結果の段階づけに、プラス（＋）とマイナス（－）を付記する場合がある。原則として段階3＋、段階2＋と段階2－のみ付記が認められている。
　段階3＋（Fair ＋）：重力に抗して全運動範囲で運動が可能であり、かつ軽い抵抗に抗せるもの。
　段階2＋（Poor＋）：足関節底屈の段階づけで、対象者が体重を支えながら踵を部分的に持ち上げることが可能な場合を2＋と判定する。別法として体重負荷なしでの最大徒手抵抗に抗して全運動範囲で運動が可能な場合である。
　段階2－（Poor－）：重力の影響を最小にした肢位で、運動範囲の一部を動かせるもの。

MMTを行う際には、次の点に留意する。
・予定している検査内容を事前に整理し、対象者の体位変換が最小限となるように実施順序を計画する。
・十分な説明を行い、目的と内容について理解と協力を得る。
・まず他動的に関節を動かし、運動範囲を確認するとともに、運動方向を知らせる。
・自動的に関節を動かすよう指示しながら、運動方向、固定部位、代償動作を確認する。
・3（fair）が可能であれば、最終運動域で抵抗を加え4（good）、5（normal）の判定へと進める。
・3（fair）が不可能であれば、2（poor）の検査へと進める。
・痛みや代償動作が出現した場合はその状態を記録する。

上肢帯の徒手筋力検査法（肩・肘・前腕・手首）

肩関節屈曲（前方挙上）

三角筋前部	C5-C6腋窩神経
棘上筋	C5-C6肩甲上神経
烏口腕筋	C5-C7筋皮神経

段階3

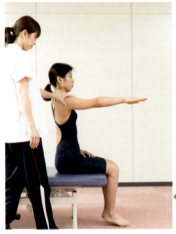

肩関節を90°まで屈曲させる。
代償動作に注意する。
- 肩関節の外旋、肘関節屈曲、前腕回外が起きていないか（上腕二頭筋による代償運動）
- 肩の挙上が起きていないか（僧帽筋による代償運動）
- 体幹を後ろに反らせていないか（体幹の伸展による代償運動）

段階2
運動が一部可能、または側臥位で行うことができる。

可動域全体にわたり動かせる

運動が全く見られない

段階4、段階5
体幹を固定し、
抵抗を肘の直上に加える。

段階1
三角筋前部を触知する。

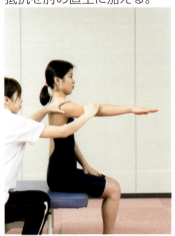

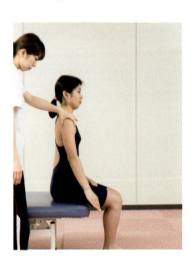

肘関節屈曲

上腕二頭筋	C5-C6 筋皮神経
上腕筋	C5-C6 筋皮神経
腕橈骨筋	C5-C6 橈骨神経

段階3

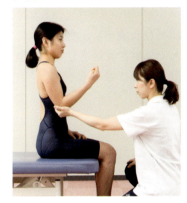

肘を下から支え、肘関節を屈曲させる。
必要に応じて以下の3つの筋を個別に評価する。
・上腕二頭筋：前腕回外位で行う
・上腕筋：前腕回内位で行う
・腕橈骨筋：前腕回内と回外の中間位で行う

可動域全体にわたり動かせる

動かせない

段階2
肩関節90°外転位で前腕を支え、肘関節を屈曲させ、各筋を触知する。

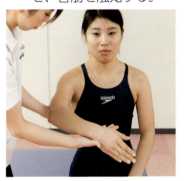

段階1
背臥位にて各筋を触知する。

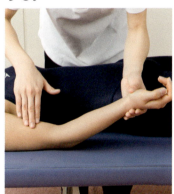

段階4、段階5
肘を支え、抵抗を肘の直上に加える

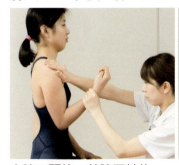

上腕二頭筋：前腕回外位

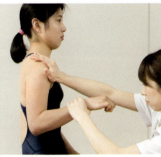

上腕筋：前腕回内位

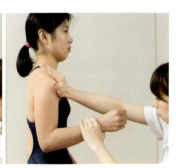

腕橈骨筋：前腕回内と回外の中間位

下肢帯の徒手筋力検査法（股関節・膝・下腿）

股関節屈曲

大腰筋	L2-L4腰神経叢
腸骨筋	L2-L3大腿神経

段階3

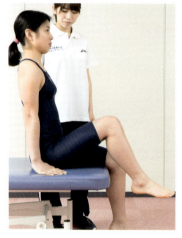

ベッドに腰かけ、下腿をベッドから垂らし、身体の横に手をつくかベッド端をつかんで体幹を安定させて、骨盤と脊柱を中間位とし、股関節を屈曲させる。
代償動作に注意する。
- 股関節の外旋、外転が起きていないか
  （縫工筋による代償運動）
- 股関節の内旋、外転が起きていないか
  （大腿筋膜張筋による代償運動）
- 体幹を後ろに反らせていないか
  （体幹の伸展による代償運動）

可動域全体にわたり動かせる

動かせない

段階4、段階5
抵抗を膝関節に近い大腿部に加える。

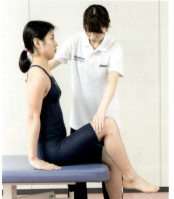

段階2
テスト側の下肢を上にした側臥位で下肢を支え、下側の下肢を屈曲、姿勢を安定させ、股関節の屈曲を行う。

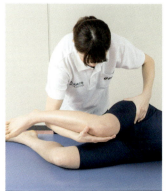

段階1
背臥位でテスト側の下肢を支え、鼠径靱帯の遠位で筋を触知する。

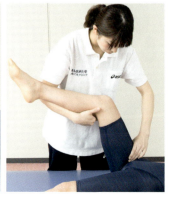

股関節外転

中殿筋	L4-S1 上殿神経
小殿筋	L4-S1 上殿神経

段階3

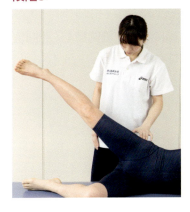

テストする側の下肢を上にした側臥位をとらせ、股関節を軽度伸展、骨盤を軽度前方に傾け、下側の下肢を屈曲し姿勢を安定させる。後ろ側に立ち大転子付近に手を置いて骨盤を固定し、股関節を外転させる。
代償動作に注意する。
- 股関節の外旋が起きていないか
  （股関節屈筋による代償運動）
- 股関節の屈曲が起きていないか
  （大腿筋膜張筋による代償運動）
- 骨盤を引き上げていないか
  （体幹の側屈による代償運動）

可動域全体にわたり動かせる

動かせない

段階4、段階5
抵抗を太腿遠位部（段階4）または足関節に近い下腿部（段階5）に加える。

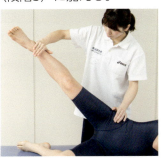

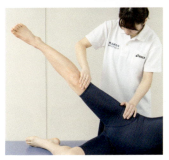

段階2
ベッドとの摩擦を減らすよう、下肢を持ち上げて支え、股関節の外転を行う。

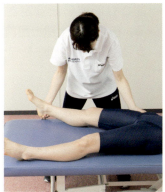

段階1
大転子のすぐ上で中殿筋を触知する。

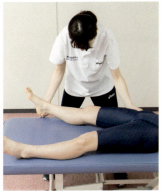

膝関節屈曲

大腿二頭筋	L5-S2坐骨神経
半腱様筋	L5-S2坐骨神経
半膜様筋	L5-S2坐骨神経

段階3

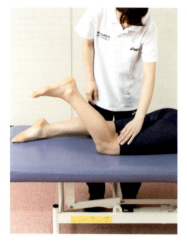

腹臥位をとり、テストする側に立ち、膝関節45°屈曲位からさらに膝関節を屈曲させる。
代償動作に注意する。
- 股関節を屈曲外旋させていないか
  （縫工筋による代償運動）
- 股関節を内転させていないか
  （薄筋による代償運動）
- 足関節を強く背屈させていないか
  （腓腹筋による代償運動）

可動域全体にわたり動かせる

動かせない

段階4、段階5
太腿後面に手を当て、抵抗を足首の後面に加える。

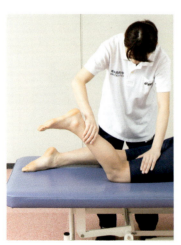

段階2
テストする下肢を上に側臥位をとり、下側の下肢は屈曲させて姿勢を安定させる。後方から大腿と足首を支え、膝関節の屈曲を行う。

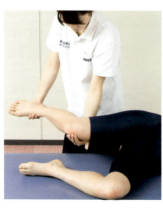

段階1
腹臥位で膝関節を軽度屈曲させて支え、内側と外側の膝関節の屈筋腱を触知する。

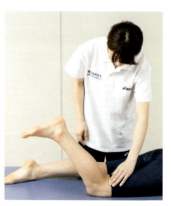

膝関節伸展

大腿直筋	L2-L4大腿神経
中間広筋	L2-L4大腿神経
外側広筋	L2-L4大腿神経
内側広筋	L2-L4大腿神経

段階3

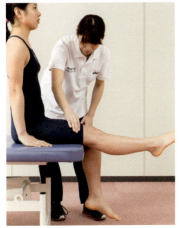

腰掛けて身体を後ろに傾けさせ、膝の下にセラピストの手かタオル等をはさむ。両手をベッドに置かせて体幹を安定させ、膝関節を伸展させる。

可動域全体にわたり動かせる

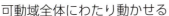

動かせない

段階4、段階5
抵抗を足首の前面に加える。

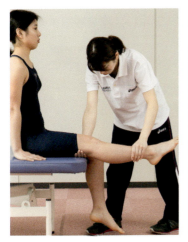

段階2
テストする下肢を上に側臥位をとり、後方から大腿を支え、股関節伸展位、膝関節90°屈曲位にさせる。下側の下肢は屈曲させて姿勢を安定させる。膝関節の伸展を行う。

段階1
背臥位で大腿四頭筋か膝蓋腱を触知する。

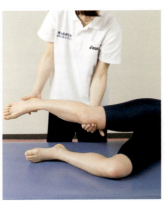
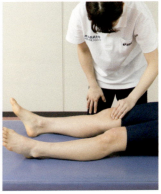

足関節底屈

| 腓腹筋 | S1-S2脛骨神経 |
| ヒラメ筋 | S1-S2脛骨神経 |

段階3

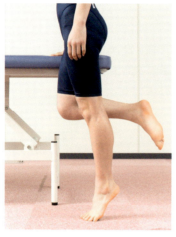

テストする側の片足で立ち、反対側の手を軽くベッドに触れさせる、膝を伸ばしたまま踵を高く上げさせる。

動かせない

可動域全体にわたり動かせる

段階2
腹臥位をとり、足首を下から支えて、足関節の底屈を行い、足底に抵抗を加える。
段階2：抵抗に抗して全可動域にわたり動かせる。
段階2−：可動域の一部分だけ動かせる、
代償動作に注意する。
・長母趾屈筋及び長趾屈筋による代償では、前足部の底屈が起こる
・長腓骨筋と短腓骨筋による代償では、足の外がえしが起こる
・後脛骨筋による代償では、足の内がえしが起こる

段階4、段階5
踵上げを休みなく連続して行える。

段階4：2〜24回
段階5：25回以上

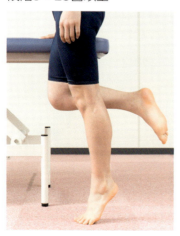
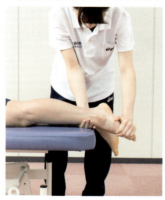

段階1
アキレス腱を触知する。

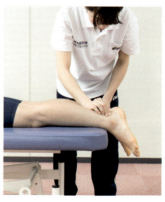

参考文献

1. 鹿倉二郎、他（著）：公認アスレティックトレーナー専門科目テキスト　第5巻
   検査・測定と評価.　2007.　文光堂.
2. Cynthia C Norkin、他（著）：関節可動域測定法ー可動域測定の手引き　第2版.
   2002.　協同医書出版.
3. 星野雄一、他（著）：NEWエッセンシャル整形外科学.　2012.　医歯薬出版.
4. Helen J Hislop、他（著）津山直一、他（監訳）：新・徒手筋力検査法　第9版.
   2015.　エルゼビア・ジャパン.

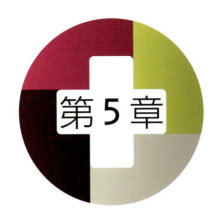

第5章

リラクゼーション手技

安藤　正志
法政大学 スポーツ健康学部

　リラクゼーションとは、精神的平衡を取り戻し、精神的肉体的緊張を緩めることを意味する。温熱や寒冷などの物理的刺激によりリラクゼーションを得る方法と、徒手的刺激による方法を述べる。

1. 物理的刺激によるリラクゼーション

温熱刺激
ホットパック

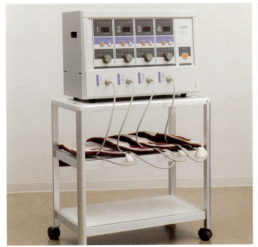
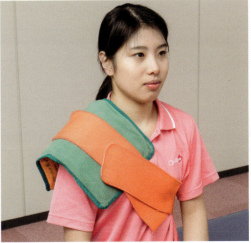

図5-1　医療用ホットパック（左：ホットパック、右：電熱によるホットパック）

フェルトや蒸しタオルを対象部位にあて、温める方法をホットパックという。医療用では、シリカゲルの入った木綿のパック材を使用したり、電熱によるパックが使用されている（図5-1）。対象部にパック材をあて10〜20分温める。蒸しタオルは、すぐにさめるので頻回に交換する必要がある。

温浴

体温は36.5度前後であるが、これは体幹の中心温度であり、四肢の末端では30度前後と中心温度より低い（図5-2）。したがって30度前後の温水に手足を入れると温かさも冷たさも感じない。一般的にこうした不感温度は33〜35度とされている。

表5-1は温度に対する感覚を示している。リラクゼーションを得るための水温は温かいと感じる36〜38度である。

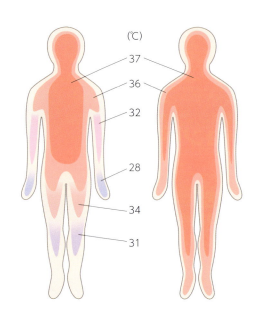

図5-2　中心体温と表面体温（左：寒冷環境、右：温暖環境）（Aschoff, 1960）

表5-1　温度に対する感覚

0°C以下	痛み
0 から 13°C	きわめて冷たい
13 から 18°C	冷たい
18 から 27°C	涼しい
27 から 33°C	不感
33 から 37°C	温かい
37 から 40°C	熱い
40 から 43°C	極めて熱い
43°C以上	痛み

(Chanmugam, 1973)

温浴には全身浴と部分浴があるが、全身入浴による適温は夏で39度、冬で40度と少しぬるめのお湯に15分〜20分程度入浴する方法が推奨されている。また全身入浴によ

るリラクゼーション効果はシャワーだけよりも高く持続する。部分入浴は特にリラクゼーションしたい部分を入浴させる。しかし足浴のように部分浴であっても全身のリラクゼーション効果が得られる。部分浴の場合には38〜42度と全身浴より少し高めにして、15〜20分間の入浴時間とする。

サウナ

サウナには乾式と湿熱のものがある。乾式のものをフィンランドサウナという。湿熱のサウナには、スチームバス、ミストサウナなどがある。乾式のサウナの室温は80〜100度に設定するが、乾燥しているため熱伝導が悪く火傷を起こさない。しかし、壁に触れると低温やけどをしやすいため、壁にもたれてはいけない。また、口で息をすると、内臓に悪影響が及ぶため、鼻で息をしないといけない。大量の発汗があるので、一度の入浴時間は10分程度とし、水分を補給し休憩を入れる。

寒冷刺激
アイスパック

トレーニング後や重労働後は、強い筋収縮により筋に熱を持っているのでアイシングを行う。一般的な方法は、ビニール袋に氷水を入れパックを作るか、市販のアイスパック容器に氷をいれ対象部を冷却する（図5-3）。ビニール袋で自作したものは温度が低すぎるので対象部とパックにタオルを入れ直接冷却しないように注意する。パック時間は、5〜20分とする。

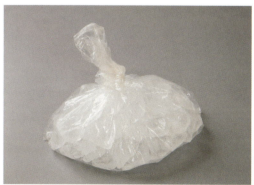 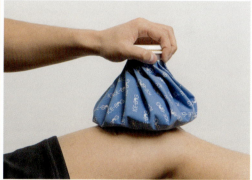

図5-3　アイスパック（左：ビニール袋に氷を入れたもの、右：市販のアイスパック容器に氷を入れたもの）

2. 徒手による刺激の種類と実際

牽引

　牽引は疼痛治療にも用いられる方法である。リラクゼーションを目的とした徒手的牽引は軽く（グレード1〜2）で牽引する。下図は、頸部、股関節の牽引である。
※（グレード1：組織が弛緩している力、グレード2：組織が緊張するまでの力、グレード3：組織が伸張させる力）

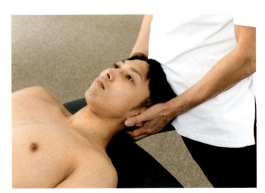

対象者肢位：背臥位とする。
トレーナー肢位：患者の頭側に歩行肢位となる。両側の小指側を後頭隆起部にかける。
方法：トレーナーの重心を後方移動することで牽引する。
目的：頸部のリラクゼーション。

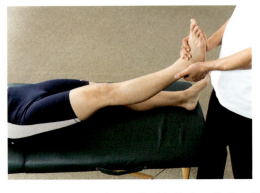

対象者肢位：背臥位とする。
トレーナー肢位：尾側に歩行肢位となる。
方法（右股関節の場合）：
①トレーナーは足部を内側から右手で距骨頸をつかみ母指を足底部におく、足関節最大屈曲位、膝関節最大伸展位、股関節軽度屈曲、外転、外旋位とし、安静肢位をとる。
②左手は下腿遠位部から踵骨を背側から掴む。
③脇を締めた姿勢から体重を後方へ移動し股関節を尾側へと牽引する。
目的：股関節周囲のリラクゼーション。

マッサージ

　これには①軽擦法（Stroking, Effleurage）、②強擦法（Rubbing, Friction）、③揉捻（揉撚、揉捏）法（Kneading）、④圧迫法（Pressing, Petrissage）、⑤叩打法（Percussion, Tapotement）法などがある（表5-2）。

表5-2　マッサージ刺激と方法

軽擦法	手掌面を用いて一定した圧力で末梢から中枢にむかって擦る方法で、マッサージの手技は軽擦法で始まり、軽擦法で終ることが基本とされている。手掌面全体を対象部位にフィットさせ、体重を利用して軽度の圧をかけ続けながら擦る。
強擦法	母指球や母指の指腹を治療部位に垂直にあて圧力を加えた状態で摩擦させる方法で、圧迫の程度により深部筋まで刺激が届く。欧米では、friction massageと称して、深部の筋・腱組織や靱帯などを対象に実施されている。刺激が強すぎると筋に炎症を生じるので刺激強度に注意が必要である。
揉捏法	手掌、母指球、四指全体を治療部位にあて、ある程度の圧を加え保ちながら、揉みほぐす方法である。圧が弱いと、皮膚だけが移動してしまうので、筋への垂直方向の圧力を負荷した状態で刺激することがポイントである。揉捏法には、治療部位に応じて、片手での刺激と、両手を向かい合わせて対抗圧をかける方法とがある。
圧迫法	母指、手掌、肘などを治療部位にあて、垂直方向への圧迫力をゆっくりと加える方法で、比較的深部の疼痛や筋疲労、筋硬結を対象として実施する。刺激方法には、間歇的圧迫法と持続的圧迫法がある。間歇的圧迫法はリズミカルな圧迫を加えるようにし、持続的圧迫法は、対象者が「快適と感じる」または「快適と感じるがわずかに痛みを感じる」程度の刺激強度まで達した時点で5～10秒位かけて一定の圧迫を加えるように行う。
叩打法	左右の手を用いてリズミカルに交互に叩打刺激を加える方法で、小指側で叩く切打法（Hacking）と、指頭で叩く指頭叩打法、そして、手掌を半球状に曲げて叩く拍打法（Cupping）がある。 一般的にマッサージは、末梢から中枢に向かって求心性に刺激することが多い。

腹臥位でのマッサージの実際

頭部に両方の母指をあて垂直に圧迫を加えながら指先をすべらせる。刺激は頭頂から漸次後頭部へと移動する。

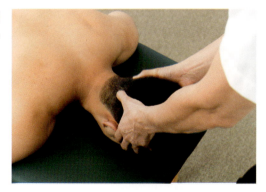

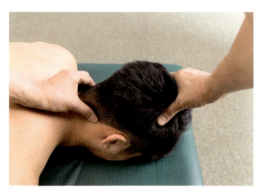

頭部を固定し他方の手指で頸部全体を把握するようにソフトに圧迫、揉捻刺激を加える。頸部の表層筋である僧帽筋、板状筋を刺激し、深層筋である後頭下筋群、半棘筋と圧を変化させながら刺激する。

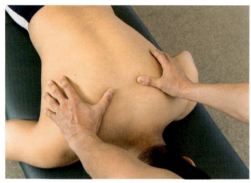

僧帽筋上部線維、肩甲挙筋、棘上筋、棘下筋と肩甲骨周囲の筋群に対して母指や手根部で圧迫、揉捻刺激を加えていく。

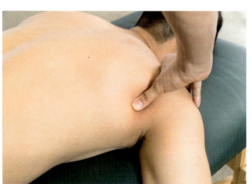

母指や手指の指腹を使用して肩甲骨外側にある棘下筋、小円筋、大円筋に圧迫刺激を繰り返す。

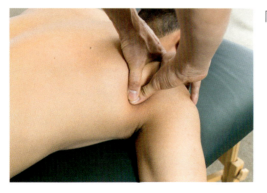

同時に揉捻刺激を加えていく。

背部筋群は、両方の親指や手掌部で圧迫した状態のまま頭側から尾側に向けてゆっくりと圧迫、揉捻刺激を加えていく。胸背部は、胸棘筋、最長筋、胸腸肋筋があるが、これらの筋群に頭側から尾側へと、内側から外側へと刺激を漸次移行する。

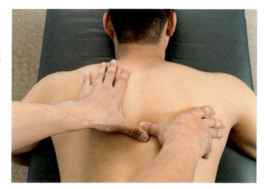

また腰背部は、多裂筋、最長筋、腸肋筋があり、これらの筋群に対し、尾側から頭側へと、内側から外側へと刺激を筋の走行に沿って漸次移動する。

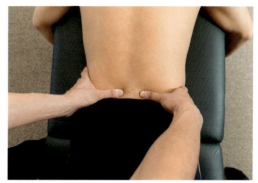

殿部には、大殿筋、中殿筋、梨状筋などがありこれらの筋群対象として、手根部、手指あるいは前腕を使用して漸次圧迫刺激を加える。

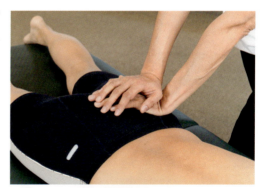

大腿後面のハムストリングスに対して、両手母指あるいは手根部で、坐骨結節部から膝窩部へと縦方向に刺激を加える。膝下部まで達するとまた坐骨結節へ戻り、漸次、内側裂（半腱様筋、半膜様筋）から外側裂（大腿二頭筋）の筋へと移行する。

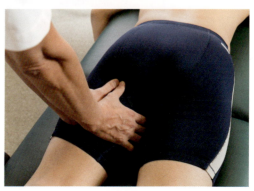

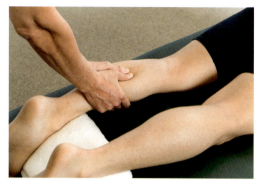

両側の母指や手掌を使用して、膝窩部から踵に向かって圧迫刺激を加えていく。大腿部と同じように内側の腓腹筋のラインが終了すると、再び膝窩部に戻り、中央、外側へと移行する。腓腹筋の深層部にヒラメ筋があるので圧刺激を強くすることでヒラメ筋にも刺激を加えることができる。

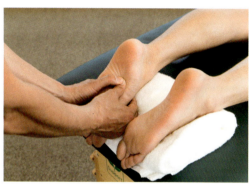

足底部には、足底筋膜や深層には足指の屈筋腱がある。母指を使って、足部の縦アーチに沿って、強めに刺激していく。

背臥位でのマッサージの実際

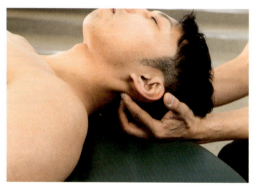

トレーナーは頭側から両方の手指を屈曲させ、対象者の後頭下筋群をあてて、筋群は頭部の重さで圧迫される。10秒圧迫刺激し、部位を中央から少しずつ外側にずらしていく。

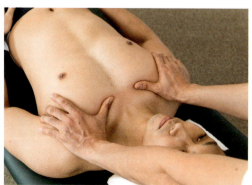

両手母指を左右の鎖骨の下部に沿ってあてて、鎖骨と第1肋骨間を頭側から尾側へと圧迫する。胸骨側（内側）から外側に圧迫刺激を移動する。次に圧迫刺激部位を第1肋骨と第2肋骨間、第2と第3肋骨間、さらに順次尾側側肋間へ移動する。

対象者の上肢を挙上した状態に維持し、トレーナーは母指あるいは手根部を腋窩部の広背筋、大円筋、小円筋にあて漸次圧刺激を加えていく。

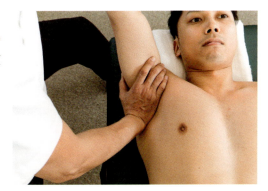

上肢を下垂位とし烏口突起あるいは肩関節裂隙部にある上腕二頭筋起始部を圧迫刺激し、漸次遠位方向へと移動する。

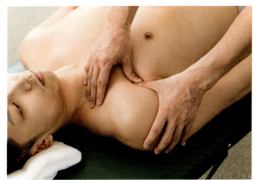

上腕二頭筋筋腹に圧迫刺激を加えていく。

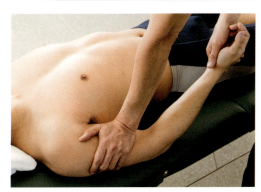

前腕は回外位と回内位で腹側の筋群と背側の筋群に分けて刺激する。

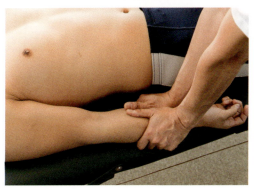

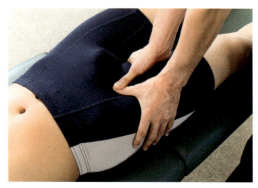

対象者の大腿部前面にある大腿四頭筋の走行を確認し、トレーナーは両母指あるいは手根部で圧刺激を加える。

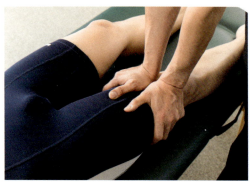

大腿四頭筋の頭側（鼠径部）から尾側（膝蓋骨）へと圧刺激を漸次移動し刺激していく。

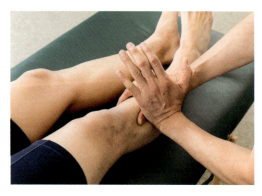

下腿前部の前脛骨筋、外側部の長・短腓骨筋の走行を確認し、母指全体を筋腹にあて圧迫刺激を加える。頭側部から尾側部にかけて刺激を移動していく。刺激する母指の上に反対側の手根部をあてて、両手に上半身の体重をかけながら刺激する。

参考文献
1. Kanemets HL: History of massage. In: Basmajian JV (ed): Manipulation, Traction, and Massage. 1985;211-255. Williams & Wilkins, Baltimore.
2. Braverman DL, Schulman RA: Massage techniques in rehabilitation medicine. Complementary Therapies in Physical Medicine and Rehabilitation. 1999;10:631-649.
3. Malkin K: Use of massage in clinical practice. Br J Nurs 1994;3:292-294.
4. Melzack R, Wall PD: Pain mechanisms: A new theory. Science 1965;150:971-979.zuz

5. Carreck A: The effect of massage on pain perception threshold. Manipulation Therapy 1994;26:10-16.

6. Farrow J: Massage therapy and nursing care. Nurse Standard 1990;4:26-28.

7. Kaada B, Torsteinbo O: Increase of plasma beta-endorphins in connective tissue massage. Gen Pharmacol 1989;20:487-489.

8. Furlan AD, Brosseau L, Welch V, Wong J: Massage for low back pain. Cochrane Database Syst Rev 2000;(4):CD001929.

9. Goldberg J, Sullivan SJ, Seaborne DE: The effect of two intensities of massage on H-reflex amplitude. Phys Ther 1992;72:449-457.

10. Goldberg J, Seaborne DE, Sullivan SJ, Leduc BE: The effect of therapeutic massage on H-reflex amplitude in persons with a spinal cord injury. Phys Ther 1994;74:728-737.

11. Shoemaker JK, Tiidus PM, Mader R: Failure of manual massage to alter limb blood flow: measures by Doppler ultrasound. Med Sci Sports Exerc 1997;29:610-614.

12. 木村貞治：マッサージの基礎. 理学療法　2002;19:381-388.

13. Ko DS, Lerner R, Klose G, Cosimi AB: Effective treatment of lymphedema of the extremities. Arch Surg 1998;133:452-458.

14. Wood E: Beard's massage: principles and techniques. 1974. W. B. Saunders, Philadelphia.

15. Balke B, Anthony J, Wyatt F: The effects of massage treatment on exercise fatigue. Clinical Sports Medicine 1989;1:189-196.

16. Archer PA: Three clinical sports massage approaches for treating injured athletes. Athletic Therapy Today 2001;6:14-20.

17. Angus S: Massage therapy for sprinters and runners. Clinics in Podiatric Medicine and Surgery 2001;18:329-336.

18. Steward B, Woodman R, Hurlburt D: Fabricating a splint for deep friction massage. J Orthop Sports Phys Ther 1995:21;172-175.

19. 木村貞治：スポーツ・マッサージ. 整形外科 1995;46:1017-1025.

20. Bergh I, Sjostrom B, Oden A, Steen B: Assessing pain and pain relief in geriatric patients with non-pathological fractures with different rating scales. Aging 2001;13:355-61.

.

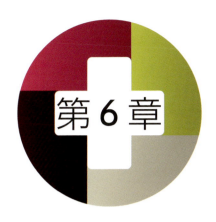

第6章

ストレッチング

雨宮　克也
埼玉医科大学 かわごえクリニックリハビリテーション外来診療室

　競技能力の向上や傷害予防、あるいは健康増進を目的に、ストレッチングはトップアスリートから高齢者にいたるまで、世界中の様々な地域や生活場面で実施されている。その起源はボブ・アンダーソンの「STRETCHING（1975）」とされ、以後様々な方法や手技が考案され、現在では多種多様なストレッチングが一般に普及している。

1．ストレッチングとは

　ストレッチングとは、身体の柔軟性を向上させたり、筋や関節運動を良好な状態にする目的で、筋や腱を伸張する運動のことをいう。反動を利用せず筋を伸張させて一定時間保持する方法は、静的（スタティック）ストレッチングと呼ばれ、一般的にストレッチングといえば静的ストレッチングのことを指す。また、一人で行う方法をセルフ・ストレッチング、二人で行う方法をパートナー・ストレッチングという。

2．ストレッチングの効果と目的

　ストレッチングは主として、①関節可動域の拡大、②疲労の回復、③疼痛の軽減、④傷害の予防、⑤パフォーマンスの向上、⑥リラクゼーションを目的として用いられる。その背景として、ストレッチングには以下のような、生理学的なメカニズムが関与している。

2－1. 結合組織の伸張性を高める

　筋腱や筋膜等の結合組織は、ストレッチされることで形状的な変化が起こり、組織の柔軟性性が高まる。筋が伸張された場合、まず筋線維を覆う筋膜が抵抗となり、膠原線維（コラーゲン）と弾性線維（エラスチン）の粘弾性が変化して筋が伸張される（図6-1）。さらに筋線維に伸張力が加わると、弾性蛋白質であるコネクチン（タイチン）が伸張される（図6-1）。

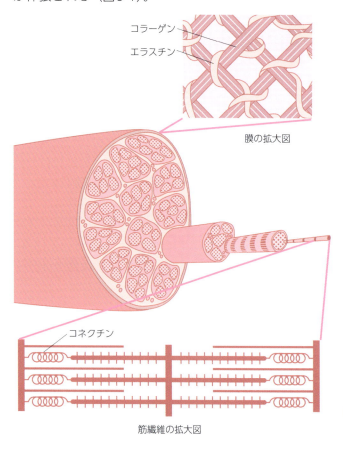

図6-1　筋線維
（筋膜とコネクチン含む）

2－2. 筋緊張を軽減する

　筋肉の緊張は平常時でも筋膜にある筋紡錘を介して、中枢からコントロールされており、筋が素早く引き伸ばされると筋紡錘の興奮性が高まり、反射的に伸ばされた筋は収縮する（伸張反射）（図6-2）。ストレッチングを行う場合、この伸張反射が生じないように筋をゆっくり伸ばすことが大切で、ストレッチングにより伸張反射は抑制される。また主に筋腱移行部にあり、張力を検出する腱紡錘（ゴルジ腱器官）は、筋がストレッチされた時の筋腱への張力の増大を感知し、そのシグナルは上行して脊髄にあるα運動ニューロンを抑制し筋の緊張を低下させる（Ⅰb抑制）（図6-3）。

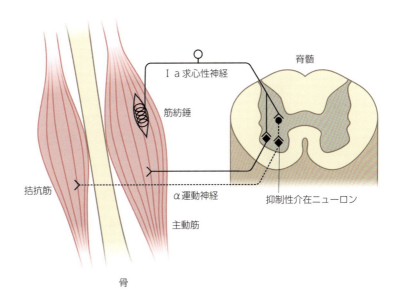

図6-2　伸張反射

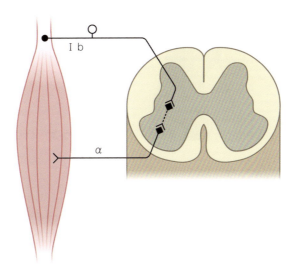

図6-3　Ⅰb抑制

2 − 3. 血液循環を改善する

　ストレッチングにより筋肉に伸張と弛緩が繰り返されることで、血流が増加し、血液循環が促進される。血液循環の改善は、ATPの合成を促進して筋を弛緩させたり、疲労物質や発痛物質の除去に寄与する。

その他のストレッチング

動的（ダイナミック）ストレッチング

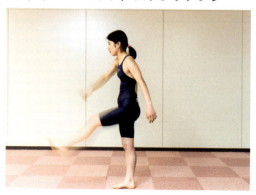

競技特有の動作や競技特性に応じた身体部位を、ダイナミックに運動させて動的に可動域を高める方法である。身体の動的柔軟性を高め、主にウォームアップとして用いられる（図6-4）。

図6-4 動的ストレッチング

バリスティックストレッチング

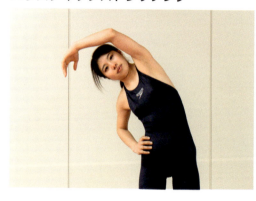

リズミカルな動作による反動を利用して、身体の柔軟性を高める方法である。筋が急速に伸張されることから伸張反射を誘発しやすく、反動で許容範囲を超える外力が加わり、筋腱の損傷を生じる可能性もあることから注意が必要である（図6-5）。

図6-5 バリスティックストレッチング

PNFストレッチング

PNF（Proprioceptive Neuromuscular Facilitation：固有受容性神経筋促通法）は、様々な神経機構を利用した徒手抵抗により筋のリラクゼーションをはかり、可動域を高める方法である。効果的に実施するためには、PNFの知識や技術の習得が必要である。

3．ストレッチング実技

ストレッチングは身体の一部位についても様々な手技や方法があるため、対象者の個人差やコンディション等を考慮して最適な方法を選択する必要がある。また対象者にストレッチングを実施するだけではなく、セルフコンディショニングとしてストレッチングを対象者自身が独力で行えるように指導することは、トレーナーの重要な役割の一つである。

ストレッチングの基本

ストレッチングを実施する場合、まず心身ともにリラックスし筋肉は温まった状態で、呼吸を止めずにゆっくりと関節を動かしていく。そして目的とする筋肉がしっかりと伸張されていることを確認しながら関節を固定し、その肢位を20～30秒間保持する。伸張する強度はストレッチングの目的に応じて変化させ、可動域を広める場合には軽い痛みが出現する程度とする。

ストレッチングのポイント

1）解剖学的に筋の走行を理解し最適な肢位で行う

筋の走行や機能解剖を理解して、起始と停止が離れるように関節を動かす。特に二関節筋や骨盤周囲の筋、あるいは肩関節周囲の筋は、最適な肢位でしっかり固定することで確実に伸張することができる。

2）伸張部位を確認する

ストレッチング肢位であっても、筋が必ず伸張されるとは限らない。目的とした筋が伸張されているか、伸張する強度に対して出現する反応は妥当であるか等、確認しながらストレッチングを行う。

3）てこの原理や重力、あるいは道具を利用する

てこの力や重力を利用することで、少ない力で効率よくストレッチングを行うとともに（図6-6）、場合によっては道具を利用することで、効率よく快適に実施する（図6-7）。

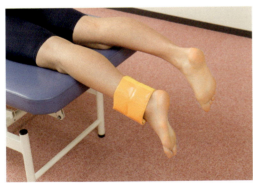
図6-6　重力を利用したストレッチング

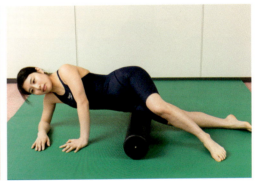
図6-7　道具を用いたストレッチング

4）競技特性や個人差を考慮する

競技種目により要求される身体部位の柔軟性は異なる。また身体の柔軟性には性別や年齢、遺伝的な要因による個人差もあることから、競技特性や個体差に配慮しながらストレッチングを実施する必要がある。

下肢のストレッチング

1）大腿四頭筋

　人体最大の筋である大腿四頭筋の柔軟性が低下すると、様々な膝の障害を引き起こすことから、下肢のストレッチングの中でも特に重要である。二関節筋である大腿直筋を十分に伸張できるかが大切であり、もし筋の伸張感が得られず、膝蓋大腿関節に違和感や痛みをともなう場合、大腿外側部の柔軟性低下や膝蓋骨の可動性の低下がないかその原因を評価する。

セルフストレッチング

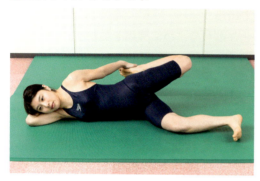

①側臥位となり上側の膝を屈曲、足を手で把持し、後方に足を引っ張る。下側の脚は屈曲させ、腰が反らないように注意する（図6-8a）。

図6-8a　大腿四頭筋

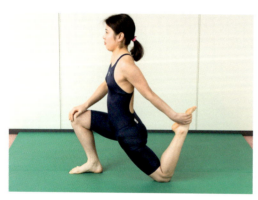

②伸張側の脚を後方にして片膝立ちとなり、後方の脚は膝を曲げて足を同側の手で把持する。この姿勢から腰が反らないように重心を前方に移動しながら股関節を伸展させる（図6-8b）。大腿直筋をより伸張することができる。

図6-8b　大腿四頭筋（大腿直筋強調）

パートナーストレッチング

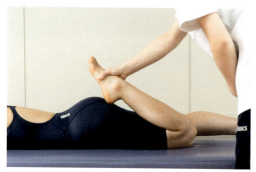

①対象者は腹臥位となり、セラピストは下腿を把持しゆっくり膝を屈曲させる。もう一方の手は殿部をおさえ骨盤の前傾を防ぐ（図6-8c）。

図6-8c　大腿四頭筋

②セラピストは股関節を伸展させたり（図6-8d）、ベッド端から対側下肢を下ろすことで（図6-8e）、大腿直筋をより強く伸張することができる。

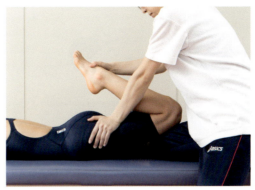

図6-8d 大腿四頭筋（股関節伸展させ大腿直筋強調）

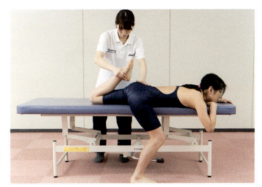

図6-8e 大腿四頭筋（対側股関節屈曲させて大腿直筋を強調）

2）ハムストリングス

　二関節筋であるハムストリングスは、肉離れの好発部位であると同時に、短縮すると骨盤を後傾させることから、腰痛予防の上でも柔軟性を確保することが重要である。内側と外側のハムストリングス、もしくは近位部と遠位部をそれぞれ強調して伸張するなどして、様々な肢位を駆使して伸張すると効果的である。

セルフストレッチング

　立位や長座位にて一方の下肢を伸展させ、骨盤前傾を保ちながらゆっくり体幹を前屈させ、伸張感が得られたところでその肢位を保持する（図6-9a、b）。

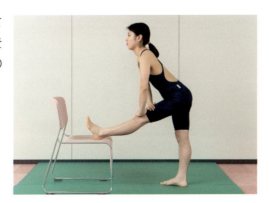

図6-9a ハムストリングス（立位）

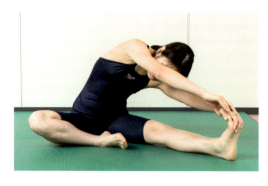

図6-9b　ハムストリングス（長座位）

💦パートナーストレッチング

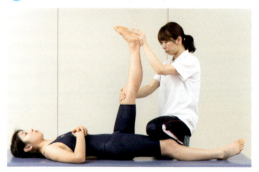

①対象者は背臥位となり、一方の下肢の膝を伸展させたまま、ゆっくりと股関節を屈曲させる（図6-9c）。

図6-9c　💦ハムストリングス

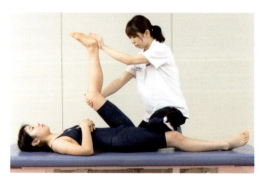

②膝を屈曲させたまま股関節を屈曲し、その位置から膝を伸展させることで、ハムストリングスの近位部を強調して伸張することができる（図6-9d）。

図6-9d　💦ハムストリングス（近位部強調）

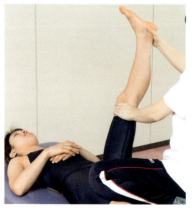

③また股関節を軽度外転して内旋位（図6-9e）、軽度内転して外旋位（図6-9f）とすることで、それぞれ内側ハムストリングスと外側ハムストリングスを強調して伸張することができる。

図6-9e　💦ハムストリングス（股関節軽度外転・内旋位）

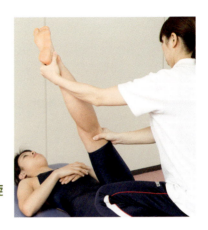

図6-9f 🏊ハムストリングス（股関節軽度内転・外旋位）

3）殿筋群

　殿筋群の柔軟性低下は、股関節の痛みの原因となるばかりでなく腰痛とも関連する。特に股関節を屈曲・内転させたストレッチングの場合には、股関節前面に疼痛を伴うことがあるため、筋の伸張感の有無を対象者に確認しながら、十分注意して実施する。

🏊セルフストレッチング

①床に座り伸張側の脚は股関節外旋、その足を反対側の脚の上にのせて、体幹を前傾させていく。この時骨盤の後傾や腰椎が後弯しないように注意する（図6-10a）。

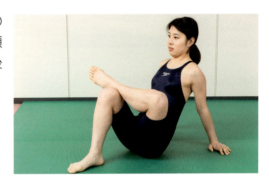

図6-10a 🏊殿筋群（座位）

②背臥位にて片膝をたて、骨盤が回旋しないよう手で骨盤を固定しながら、一方の手で下肢を内転させる。股関節の屈曲角度を変化させることで、中殿筋（図6-10b）と大殿筋（図6-10c）をそれぞれ伸張する。

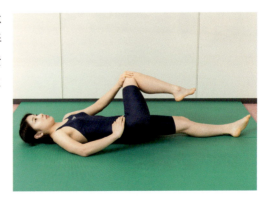

図6-10 🏊中殿筋（背臥位）

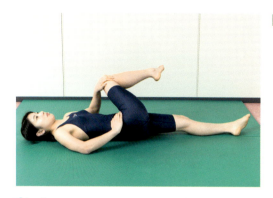

図6-10c 　大殿筋（背臥位）

　パートナーストレッチング

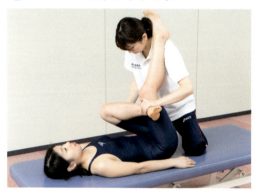

①対象者は背臥位となり、伸張側の脚の股関節を外旋させ、その足を反対の脚にのせる。セラピストは反対の脚を肩にのせて、ゆっくり脚を屈曲させる。この際骨盤が後傾しないように注意する（図6-10d）。

図6-10d 　殿筋群

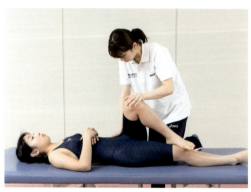

②対象者は背臥位で片膝を立てる。セラピストはその片膝を把持して股関節を内転させる。この時、骨盤が回旋および後傾しないように注意する。股関節の屈曲角度を変えることで中殿筋（図6-10e）と大殿筋（図6-10f）を伸張する。

図6-10e 　中殿筋

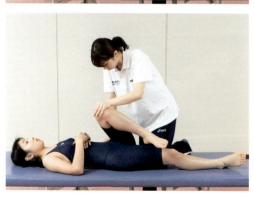

図6-10f 　大殿筋

4）腸腰筋

腰椎および骨盤から大腿骨に付着する筋肉のため、柔軟性の低下は股関節の不調につながるばかりでなく、腰椎の前弯を増強させて腰痛の原因となることが多い。

セルフストレッチング

片膝立ちの姿勢から重心を前方に移動して股関節を伸展させる（図6-11a）。この時腹部に力をいれておくことで、腰椎と骨盤の前傾を防ぐ。

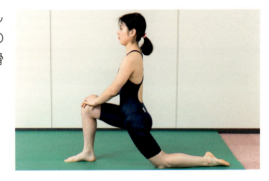

図6-11a　腸腰筋

パートナーストレッチング

①対象者は坐骨結節がベッドの端と一致するように、下肢をベッドの外に出した状態で背臥位となる。

②セラピストは非伸張側の股関節を屈曲させて骨盤の前傾を防ぐように固定しながら、伸張側の膝を下方へ押すことで股関節を伸展させる（図6-11b）。

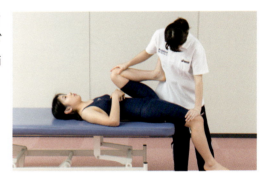

図6-11b　腸腰筋

5）大腿筋膜張筋、腸脛靭帯

大腿筋膜張筋、腸脛靭帯の柔軟性低下は腸脛靭帯炎の原因となるばかりでなく、大腿外側部の緊張により膝蓋骨が外方へ牽引され、膝蓋大腿疼痛症候群の原因や膝蓋骨脱臼のリスク要因となる。

セルフストレッチング

①立位となり伸張側の脚を他方の脚の後で交差させ、交差させた方向に体幹を側屈する（図6-12a）。脚を大きく交差させたり、体幹の側屈する度合いで伸張する強さを調整する。ストレッチングの態勢が不安定である場合、壁などにつかまりながら実施する。

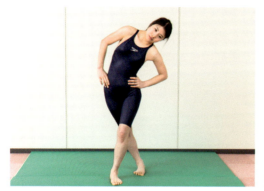

②伸張側の脚が上となるような側臥位となり、上側の足を手で把持する。下側の足で上側の脚を下方に押すことで股関節を内転させる（図6-12b）。

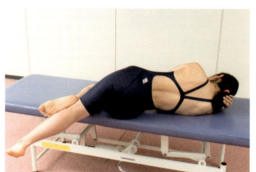

図6-12a　大腿筋膜張筋、腸脛靱帯（立位）

図6-12b　大腿筋膜張筋、腸脛靱帯（側臥位）

パートナーストレッチング

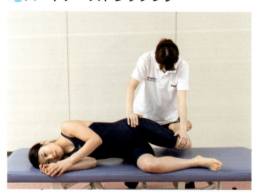

①対象者は伸張側の脚が上となるような側臥位となり、下側の脚は股関節屈曲位とする。伸張側の膝関節を90°屈曲させ、セラピストは骨盤を固定しながら他方の手で大腿部を下方に押して股関節を内転させる（図6-12c）。

図6-12c　大腿筋膜張筋、腸脛靱帯（側臥位）

②対象者は背臥位となり、セラピストは伸張側の足を把持して、膝関節伸展位のまま股関節を内転・外旋させる。この時他方の脚は邪魔にならないように片膝を立て、膝を把持することで骨盤を固定する（図6-12d）。

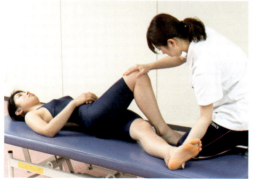

図6-12d　大腿筋膜張筋、腸脛靱帯（背臥位）

6）股関節内転筋群

　サッカーのキック動作のように、股関節を駆使する競技では内転筋の柔軟性が低下して、鼠径部痛症候群（groin pain syndrome）の一因となることがある。複数の筋肉があるため、特にどの筋肉が伸張できているのかを常に考えながらストレッチングを行う。

💧セルフストレッチング
①足の裏を合わせて床に座り、両手で大腿を下方におして両脚を開排する（図6-13a）。

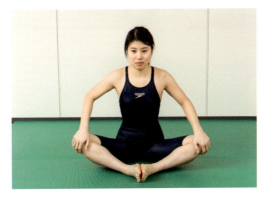

図6-13a　💧股関節内転筋群

②膝を伸展させたまま両脚を最大に開いて床に座り、体幹を前方に倒す（図6-13b）。二関節筋である薄筋を伸張することができる。

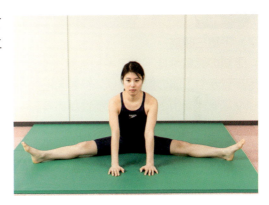

図6-13b　💧内転筋群（膝伸展）

💧💧パートナーストレッチング
①対象者は背臥位となり、セラピストは伸張側の脚を開排させ股関節を屈曲・内転させる（図6-13c）。この時股関節の屈曲を強調すると大内転筋を伸張できる（図6-13d）。また伸張側の脚の膝を伸展させたまま外転すると、薄筋を伸張するができる（図6-13e）。

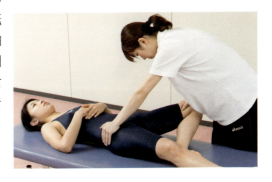

図6-13c　💧💧内転筋群

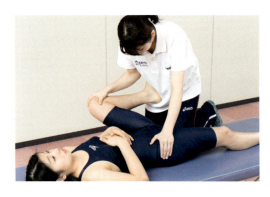
図6-13d 内転筋群（大内転筋強調）

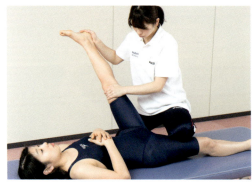
図6-13e 内転筋群（薄筋強調）

7）下腿三頭筋

　下腿の柔軟性低下はアキレス腱炎やシンスプリント、または足関節の内反捻挫など、足部周囲や下腿の傷害のリスク要因となるばかりか、間接的に膝関節等への負担が増し、様々な傷害を引き起こす可能性がある。

セルフストレッチング

　壁などに手をついて伸張側の脚を後方につき、アキレス腱を伸ばす要領で下腿後面を伸張する。この時膝を伸ばすと腓腹筋（図6-14a）、膝を曲げて行えばヒラメ筋を伸張することができる（図6-14b）。

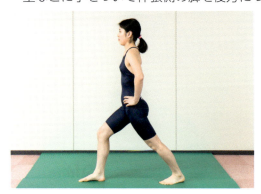
図6-14a 腓腹筋

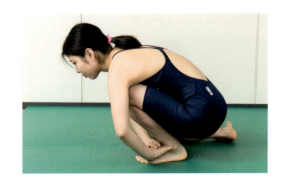

図6-14b 　ヒラメ筋

　パートナーストレッチング
　対象者は背臥位となり、セラピストは伸張側の下腿を保持して、他方の手で踵を保持して前腕を足底に当てておすことで足関節を背屈させる。この時膝を伸展位のまま伸張すれば腓腹筋（図6-14c）、膝を屈曲して行えばヒラメ筋を伸張することができる（図6-14d）。

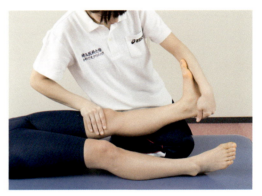

図6-14c 　腓腹筋

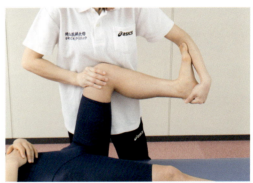

図6-14d 　ヒラメ筋

上肢のストレッチング
　上肢のストレッチングの場合、手が届くため対側の上肢を用いてストレッチングを行うことが容易である。パートナーストレッチングを実施する場合、基本的にはセルフストレッチングに準じた肢位で行う。

1）
　肩甲骨周囲筋の柔軟性低下による肩甲骨の可動性低下は、肩関節ばかりでなく上肢の様々な障害につながるため、その柔軟性を常に維持しておくことが重要となる。

セルフストレッチング

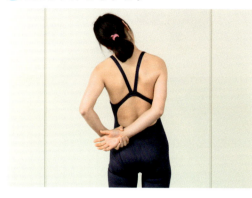

①伸張側の手を体の後方で把持して、そのまま肩関節を内転させると同時に、頸部を非伸張側へ側屈する（図6-15a）。僧帽筋の上部線維を伸張することができる。

図6-15a　僧帽筋（上部線維）

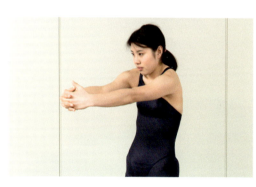

②両手を前方で組み、体を丸めながらなるべく前方へ両手を突き出す（図6-15b）。僧帽筋の中下部線維を伸張することができる。

図6-15b　僧帽筋（中下部線維）

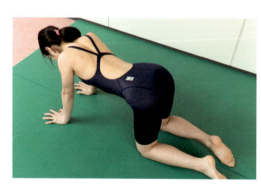

③四つ這いとなり、肘を伸ばしたまま肩甲骨周りの力を抜いて、体幹を下方に落として肩甲骨を体幹から浮き上がらせる（図6-15c）。前鋸筋を伸張することができる。

図6-15c　前鋸筋

2）三角筋

　肩関節を大きく覆い、肩のほとんどの運動の際に関与する重要な筋肉である。前部、中部、後部線維に分かれており、各線維ごとにストレッチングを行う。

セルフストレッチング

①両手を体の後方で組み、そのまま胸を張りながら肩関節を伸展させる（図6-16a）。三角筋の前部線維を伸張することができる。

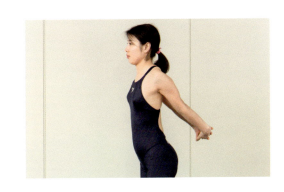

図6-16a 🏊 三角筋（前部線維）

②伸張側の肩を水平内転させ、他方の腕で肘を押して胸に近づける（図6-16b）。三角筋の中部線維を伸張することができる。

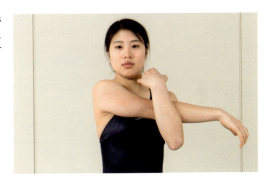

図6-16b 🏊 三角筋（中部線維）

③伸張側の肘を曲げ、肩を屈曲・外旋させたまま腕を他方の手で抱えるように肩の水平内転を強める（図6-16c）。三角筋の後部線維を伸張することができる。。

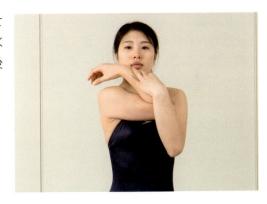

図6-16c 🏊 三角筋（後部線維）

3）大胸筋

　肩関節から前胸部に扇状に広がる筋肉であり、トレーニングの代表格であるベンチプレスにおける主動作筋である。ベンチプレスなどにより酷使されるも、ストレッチングが十分に行われていないケースも多く、円背などの不良姿勢の原因にもなるため、しっかりとストレッチングをする必要がある。

🏊 **セルフストレッチング**

①伸張側の肩は外転・外旋位にて手を壁などに固定し、体と首を壁と反対方向に回旋させて肩の水平外転を強める。肩外転90°では大胸筋の鎖骨部線維を（図6-17a）。肩外転120°では大胸筋の胸肋部線維を伸張することができる（図6-17b）。

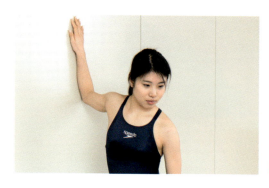

図6-17a　🔹大胸筋（鎖骨部線維）

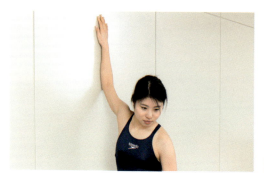

図6-17b　🔹大胸筋（胸肋部線維）

4）広背筋

　上腕骨から背中にかけて大きく広がり、いわゆる逆三角形の背中を形作る筋肉。懸垂の際に働く筋で、野球やバレーボール等オーバーヘッド動作を伴うスポーツでは、疲労により可動域制限を生じやすく、障害予防の上で柔軟性を維持することが大切である。

🔹**セルフストレッチング**

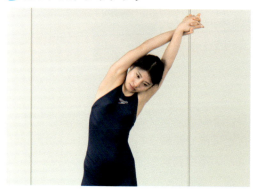

　伸張側の手を上にして両手を組み、そのまま上肢を最大挙上する。そのまま体幹を伸張側と反対へ側屈する（図6-18）。このとき体幹の屈曲角度を調整することで、伸張部位を変化させることができる。

図6-18　🔹広背筋

5）回旋筋腱板

　上腕骨頭の求心位を保ち、肩関節を安定させる役割をもつ回旋筋腱板は、投球やテニスのサーブ、水泳などのスポーツ動作によるオーバーユースや、老化による退行性変性などで肩関節の機能低下が生じ損傷することが多いことから、ストレッチングを行い、

疲労の回復を促進し、機能低下の防止に努めることが大切である。

セルフストレッチング

①張側を下にした側臥位となり、伸張側の肩屈曲90°、肘屈曲90°として、対側の手を用いて内旋方向に力を加える（図6-19a）。また腹臥位となり、伸張側の肩屈曲180°、肘屈曲90°として、対側の手を用いて内旋方向に力を加える（図6-19b）。これらの方法で棘下筋と小円筋を伸張することが出来る。

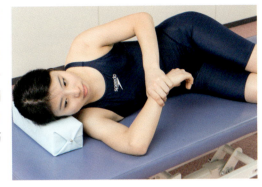

図6-19a 回旋筋腱板（側臥位）

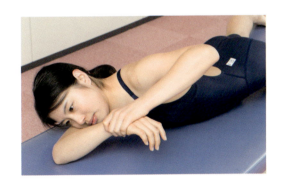

図6-19b 回旋筋腱板（腹臥位）

②伸張したい側の上肢を軽度伸展・内旋位にて後ろへ回し、対側の手で把持する。把持した手でそのまま内転方向に力を加える（図6-19c）。この方法により棘上筋を伸張することができる。

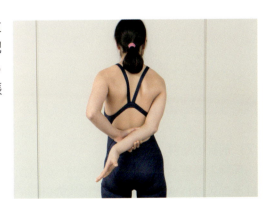

図6-19c 回旋筋腱板（棘上筋強調）

6）上腕の筋群

　上腕二頭筋と上腕三頭筋は、いずれも肘関節の主動作筋であり、物を持ち上げたり、腕立て伏せをするなど、日常的に使用される頻度は高い。同時に、肩関節をまたぐ二関節筋でもあることから、実際スポーツ場面では投球障害肩など、肩に関連した障害の原因となることも多い。

セルフストレッチング

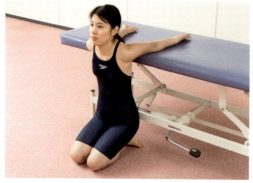

①伸張側の手を肘伸展・前腕回内位に後方の台にのせ、そのまま肩関節を伸展させる（図6-20a）。また伸張側の上肢を肩外転90°、肘伸展、前腕回内位にて台にのせ、その肢位より肩を水平外転させる（図6-20b）。これらの方法により上腕二頭筋を伸張することができる。

図6-20a 上腕二頭筋（肩関節伸展）

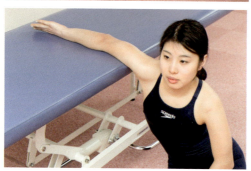

図6-20b 上腕二頭筋（肩外転、肘伸展、前腕回内位）

②伸張側の上肢を肘屈曲位にて、肩最大屈曲位まで上肢を挙上させる（図6-20c）。この方法により上腕三頭筋を伸張することができる。

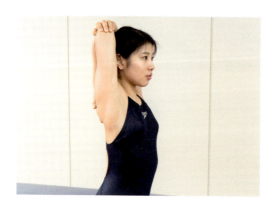

図6-20c 上腕三頭筋

7）前腕の筋群

前腕の障害として、投球時の肘への外反ストレスで肘の内側に生じる野球肘、あるいはテニスのバックハンドの際に肘の外側に痛みを生じるテニス肘が代表的であり、柔軟性の確保が大切である。

セルフストレッチング

①肘関節を伸展、前腕を回内させ、手関節を掌屈、尺屈させる（図6-20a、長橈側手根伸筋）。さらに、図6-21aの肢位から肘を屈曲させる（図6-21b、短橈側手根伸筋）。また、肘関節伸展、前腕を回外させ、手関節を掌屈、橈屈させる（図6-21c、尺側手根伸筋）。

図6-21a 🏊 長橈側手根伸筋

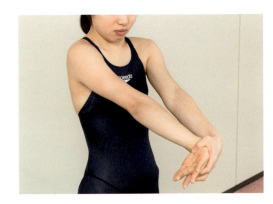

図6-21b 🏊 短橈側手根伸筋

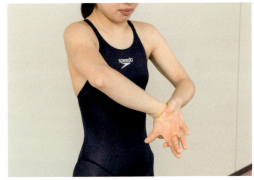

図6-21c 🏊 尺側手根伸筋

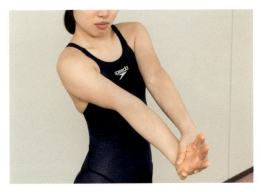

②肘関節伸展、前腕を回外、手指を屈曲させ、手関節を背屈、尺屈させる（図6-21d、橈側手根屈筋）。また肘関節伸展、前腕を回内、手指を屈曲させ、手関節を背屈、橈屈させる（図6-21e、尺側手根屈筋）。

図6-21d 🏊 橈側手根屈筋

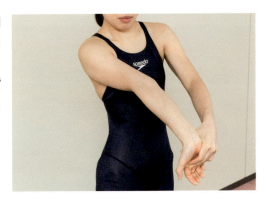

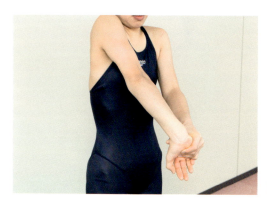

図6-21e　尺側手根屈筋

8）体幹

体幹の可動性低下は腰痛の原因となるばかりでなく、全身の姿勢やアライメントにも影響をあたえることから、四肢の障害の要因となる可能性がある。特に胸郭の可動性低下は、肩甲帯および骨盤帯の機能低下につながることから、柔軟性の確保は非常に重要である。

セルフストレッチング

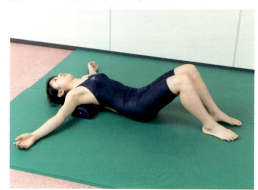

①肩甲骨の直下に枕やクッションを置いた状態で背臥位となり、腕を広げてリラックスして胸を広げるようにストレッチを行う。このとき頸部が過伸展とならないように注意する（図6-22a）。胸椎伸展、肋骨挙上、肩甲骨後傾をさせて胸郭を広げることができる。

図6-22a　胸郭

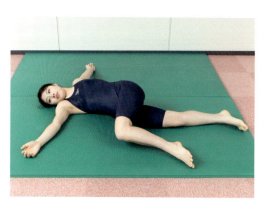

②両手を広げて背臥位となり、伸張側の膝を曲げて反対側へ交差させて腰をひねる。このとき両肩が浮かないように注意する（図6-22b）。一側の腰背部を伸張することができる。

図6-22b　腰背部

③四つ這い位となり、両手で床を突き上げながら、自分の臍をのぞきこむように背中をいっぱいまで丸める（図6-22c）。その後天井を見上げるように腰をいっぱいまで反らす（図6-22d）。この方法により脊柱全体の屈曲・伸展方向の可動性を高めることができる。

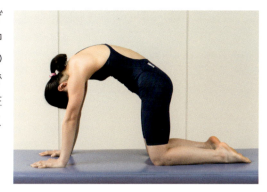

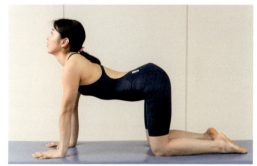

図6-22c、d　🔵脊柱の屈曲・伸展

④両手をついた腹臥位となり、両手で床をおしながら両上肢を伸展させて、体幹を伸展させる（図6-22e）。この方法により腹筋を伸張することができる。

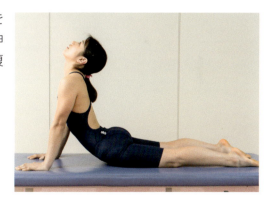

図6-22e　🔵腹筋

参考文献

1. 井上悟（監）、小柳磨毅、他（編）：アスリートケアマニュアル ストレッチング．2007．文光堂．
2. 鈴木重行（編）：IDストレッチング　第2版．2007．三輪書店．
3. Neagoe C, et al.: Gigantic variety: expression patterns of titin isoforms in striated muscles and consequences for myofibrillar passive stiffness. Journal of Muscle Research and Cell Mobility 2003;24:175-189.
4. 臨床スポーツ医学編集委員会（編）：スポーツ損傷予防と競技復帰のためのコンディショニング技術ガイド．2011．文光堂．

5. 沖田実（編）：関節可動域制限－病態の理解と治療の考え方．2008．三輪書店．

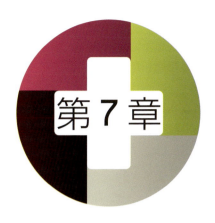

第7章

筋力トレーニング

升　佑二郎
健康科学大学 健康科学部 理学療法学科

　筋力トレーニングはアスリートの競技力向上に大きく関与し、限られた時間や環境の中でいかに効率良く筋を発達させることができるかが重要となる。また、現代社会においては、栄養、医療といった健康に関わる環境の改善に伴い、日本の平均寿命の年齢は、男性で約80歳、女性では86歳であり、年々増加傾向にある。しかしながら、健康寿命の年齢は、男性で約70歳、女性では約73歳であり、平均寿命と健康寿命との間に10歳程度の差が存在する。これらの寿命の差が大きいということは、健やかな生活を送ることができずに生活を営む不健康な期間が長いということでもある。これからの日本は、高齢化社会を迎え、社会保障制度による財政的負担も増すことが予測される。高齢者において、健康に過ごせる期間を長くすることは、社会保障の負担を軽減することにも繋がることから、健康寿命を増加させることは極めて重要な課題である。
　この課題を解決していくためには心身を健康な状態に保ち、日常生活を健やかに過ごす上で必要となる運動習慣の獲得が求められる。また、若年期の段階から定期的に身体を動かし、筋力をできるだけ高い状態に維持していくことも有効な改善策としてあげられ、筋力トレーニングをする意義が高い。本章では、効率良く筋を発達させるための筋力トレーニングの理論と実際の方法を紹介する。

1. 筋のトレーニング効果

1-1. 筋肥大と筋肉痛

　筋線維は、筋芽細胞が分化することで形成される。筋芽細胞の分化は、胎生期（受精

から出生までの期間）に行われる。しかし、出生後の筋線維内には、筋線維にならなかった筋芽細胞が残存し、この細胞を衛星細胞と呼ぶ。筋力トレーニングを行なうことにより、筋は微細な損傷を受ける。損傷した部分はマクロファージ（白血球の一つ）の食作用により除去され、分裂・増殖した衛星細胞により修復される（図7-1）。この時に以前よりも強化した状態で再生することにより筋は肥大する。

　また、激しい運動を継続して行うことにより、疲労が蓄積し、痛みが生じる場合がある。筋の痛みを伝える神経線維には、Aδ（エーデルタ）神経線維とC神経線維がある（図7-2）。Aδ神経線維は、筋膜に分布しており、外傷性の衝撃（足をぶつける、ボールが当たる）を受けた際の痛みを瞬時に伝える。C神経線維は、遅発性の筋の痛みを伝える神経線維であり、筋肉に分布している。損傷した筋細胞をマクロファージが分解処理する過程においてブラジキニンといった発痛物質が分泌される。痛みを感じる閾値まで発痛物質が蓄積されるとC神経線維が刺激され痛みを生じる（遅発性筋肉痛）。

　一方、トレーニング中に瞬時に生じる痛みは、筋膜が損傷し、Aδ神経線維が刺激されたことにより生じる（肉離れ）。C神経線維は無髄神経、一方のAδ神経線維は有髄神経であるため刺激を伝える速さが異なり、遅発性筋肉痛と肉離れでは痛みを感じる時間に違いがある。

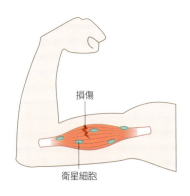
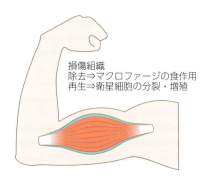

図7-1　筋肥大のメカニズム

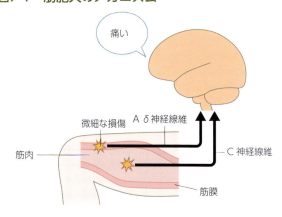

図7-2　筋肉痛と肉離れ

1−2．リクルートメント

　遅筋よりも速筋の方が肥大しやすく、大きな力を発揮することができるようになる。しかし、筋には遅筋から使われた後に速筋が使われるという特性がある。低負荷のトレーニングでは遅筋ばかりを鍛えることになり、筋肥大や筋力の増加は見込めない（筋持久力筋は高まる）。一方、高負荷のトレーニングでは、遅筋のみでは負荷に耐えることができないため速筋が即時に動員される。遅筋から速筋へと順に多くの筋が動員されるようになるしくみをリクルートメントという。リクルートメントが生じるトレーニングを行うことにより筋を肥大させることができる。低負荷においてもワークアウトするまでの反復回数を行うことにより、速筋線維が動員されるようになり、筋を肥大させる効果が得られることが知られている。

1−3．筋内を低酸素状態にする

　加圧トレーニングや筋力発揮時間の長いスロートレーニングでは、内圧が高まることにより筋の血流が阻害され、低酸素状態になる。低酸素状態になると酸素を利用したエネルギー供給を行う遅筋の活動が低下するため、低負荷のトレーニングにおいても速筋が動員される。例えば、スロートレーニングは負荷を3〜5秒かけて挙上し、再度3〜5秒かけてゆっくりと下ろす。持続的な力発揮状態を維持するために力を抜かないことが重要になる。

1−4．マッスルメモリー

　テスト期間や体調不良によって、トレーニングを行うことができない期間が長くなることにより筋力は低下していく（トレーニングを中断することをディトレーニングという）（図7-3）。しかし、継続的なトレーニングを行った経験は筋の衛星細胞内のマッスルメモリーに記憶されており、トレーニングを再開した際には以前よりも短期間のトレーニングにより筋力が回復する（トレーニングを再開することをリトレーニングという）。

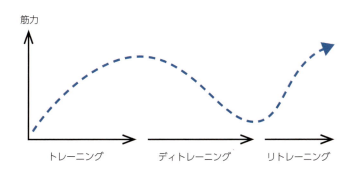

図7-3　マッスルメモリー

1－5．超回復

　高負荷の筋力トレーニングを行うと筋が損傷する。それを修復する際、同じ負荷により再び損傷しないように回復過程で筋が肥大する。筋は時間をかけて肥大し、その時間が過ぎると今度は分解されて元の状態に戻ってしまう。筋を肥大させるためには適度な回復期間が必要となり、超回復にかかる時間（2〜3日）を空けて、筋が分解される直前にトレーニングすることが効率的に筋を肥大させていくために重要となる。筋が修復する前に負荷を与えてしまうと筋力は向上しないので注意する必要がある（オーバーワーク）（図7-4）

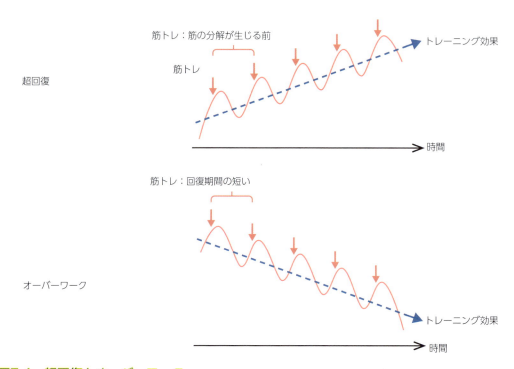

図7-4　超回復とオーバーワーク

1－6．筋力トレーニングのメリット・デメリット

　車を動かす動力源はエンジンであり、スポーツカーと軽自動車では出力に大きな差がある。人におけるエンジンにあたるものが筋である。筋の横断面積が大きければ、発揮できる力も大きくなる。一流選手の条件として、大きな力を瞬間的に発揮できる能力が求められる。大きな力を発揮できるようにするためには、筋を肥大させる必要があり、そのために筋力トレーニングを行う。しかし、筋力トレーニングには伸張反射に関わる筋紡錘の感度を低下させる作用がある。筋紡錘の感度が低下すると素早い動きができなくなる。しかしながら、筋力トレーニングを行うと動きが悪くなるから行わないと考え

るのではなく、筋力トレーニングのデメリットを補うためのトレーニングを行うことが重要である。例えば、一般人が乗ったスポーツカーとプロレーサーが乗った軽自動車が競争した場合、どちらが勝つだろうか。エンジンが優れていてもドライバーの能力が劣れば、エンジンの性能を最大限発揮することはできない。一方、ドライバーが優れていて、エンジンの性能を最大限活かすことができたとしても、エンジンの出力が小さければ速く走ることはできない。即ち、一流選手になるためには、筋力トレーニングを行い最大筋力や筋パワーを高めると伴に、力を制御するための脳・神経機能を高めるトレーニングも合わせて行い、大きな力を瞬間的に発揮し、巧みな動き（身体制御）ができるようにすることが重要である（図7-5）。

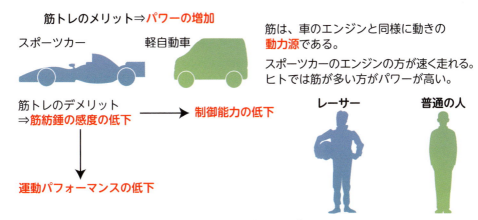

図7-5　筋力トレーニングのメリット・デメリット

１－７．伸張反射（第６章参照）

筋の中には筋紡錘という感覚受容器があり、筋が伸びると筋紡錘も伸びる。筋紡錘が伸びると、Ⅰa群求心性線維から脊髄前角にあるα運動ニューロンへと興奮が伝わる。α運動ニューロンが興奮すると、その興奮は運動神経を伝わり、筋を収縮させる。この反応を伸張反射と呼び、反動動作は筋が引き伸ばされると縮もうとする伸張反射を活用した動きである。また、筋や腱はバネのような弾性があり、筋を伸ばしてから縮もうとする瞬間に力を入れることで、大きな力を発揮することができる。筋肥大を目的とした筋力トレーニングの場合は、反動動作を行わずに目的とする筋に持続的な負荷を与えることが重要になるが、伸張反射を用いたトレーニングでは反動動作を用いて瞬間的な力発揮が行われるようにトレーニングを行う（プライオメトリックトレーニング）。

2. トレーニング効果を高めるための原理・原則

ドイツの生理学者ウィリアム・ルーは「体の機能は適度に使えば発達するが、使わなければ衰え、使いすぎれば萎縮する」ということを提唱した。この「ルーの法則」を基にトレーニングの基本となる原理・原則が導き出され、以下の理論が考案された。

3大原理：トレーニングを考える際の依拠する根本法則

①過負荷の原理

日常生活で体験しているよりも高い運動負荷をかけなければ筋力は向上しない。軽い重さのバーベルを上げることよりも、ある程度の重さのあるバーベルを上げた方が筋を肥大させる効果は高くなる。

②可逆性の原理

トレーニング効果は、トレーニング継続中は維持されるが中断すると徐々に失われていき、トレーニング期間が長ければ失われていく速度は遅く、短ければそれだけ早い。例えば、宇宙飛行士の場合、重力のない宇宙空間に数日滞在しただけでも地球上で歩けなくなるぐらい筋力は衰えていく。長期間筋肉を使わないと筋肉が減少し、これを「廃用性筋萎縮」という。骨折によりギプス固定をした部分や入院中のベッドレスト期間など、筋を使わない生活習慣により筋の萎縮が生じ、体力が低下する。

③特異性の原理

身体は課せられた刺激に対して特異的に適応する。トレーニング効果はそのトレーニングの内容より、特異的に向上するので陸上の短距離選手が球技をしたり泳いだりしても100mの記録は伸びない。これは筋力トレーニングを行う場合も同じである。競技特性を考えた上でどこの筋肉をどのような動作で鍛えるのかを考えなければ競技力向上に関わるトレーニング効果は望めない。

5大原則：多くの場合に共通して適用される基本法則

①全面性の原則

体力は様々な要素（筋力、敏捷性、持久力、パワー、平衡性、柔軟性、協調性など）において構成されており、特定の要素を向上させたい場合においてもトレーニングの基礎として他の要素も向上させなければならない。また、利き手や利き足側を優位に使用するスポーツにおいても非利き手や非利き足側のトレーニングも同様に行うことが、障害予防および競技力向上において重要となる。

②個別性の原則

　各個人の体質、体力、技術、年齢、目的などによりトレーニング内容を選択する。人それぞれ身体の特徴に違いがあり、個々の特性に適したメニューを設定する必要がある。筋力トレーニングを行う際には、どの程度の重量のバーベルを使用し（負荷設定）、セット数や合間の休憩時間の設定など、目的に応じた方法を選択することがトレーニング効果を高める上で重要となる。

③漸進性の原則

　トレーニングの強度、量、難易度は発達に合わせて段階的に増加させる。しかし、急激に運動強度を増加させてしまうと障害を起こす原因となり、技術的レベルを急激に上げてしまうことは意欲低下に繋がるので注意する。例えば、ウエイトトレーニングでは今まで挙上していた重量を2回多く挙げられるようになった際に負荷をあげることを検討する。

④意識性の原則

　トレーニングから得られる効果量をトレーナビリティと呼ぶ。同じトレーニングをしても効果のある人とない人に分かれるが、その差はトレーナビリティの違いから生じる。何も考えずに感覚だけで身体を動かす人よりも、使用する筋に意識を向け身体を動かす人の方がトレーナビリティは高く、得られる効果が高くなる。トレーニングを行う際にはその目的をしっかりと理解しなければならない。

⑤継続・反復性の原則

　トレーニング効果は長期間のトレーニングによって、初めて目に見える大きな効果を期待することができる。「継続は力なり」という言葉通り、いかに優れた施設や指導者、トレーニングメニューがあったとしても継続しなければ効果は表れない。

3. トレーニング方法

3－1. 負荷設定

　最大筋力、筋肥大、筋持久力、筋パワーのどの項目を増加させたいのかという目的を明確にする。

　例えば、より重い重量のバーベルを挙げることができる人を最大筋力がある人とよび、重い重量のバーベルを早く挙げられる人のことを筋パワーがある人とよぶ（筋パワー＝スピード×筋力）（図7-6）。最大筋力を向上させたいのか、筋持久力や筋パワーであるのか、もしくは筋を肥大させたいのかといったトレーニングの目的を設定し、効率良く鍛えるための負荷強度、反復回数、セット数、インターバル時間を選択する。

筋肥大	筋持久力
筋の横断面積が大きくなる	長時間力を発揮し続ける

最大筋力	筋パワー
1回だけ持ち上げられる最大重量	瞬間的に大きな力を発揮する

これらの変化を同時に得ることができるトレーニングはない。負荷設定を考慮することで、4つのうちの1つの変化を得ることができる。しかし、それぞれの能力は共存して獲得することが可能である（例：ラグビー選手は、筋パワーがあり、持久力もある）。

図7-6　負荷設定

1）　負荷強度：1回反復できる強度のことを1RM（1 repetition maximum）という。1RMが100kgであれば、筋持久力や筋パワーで扱う重量は30 kg〜60 kgでなる。

2）　レップ数：バーベルを挙げて下げてといったように反復することをレップとよび、例えば2回反復できたら2レップ、5回できたら5レップという。トレーニングを行ない筋力が増加すると、以前の重さが軽く感じられるようになり、レップ数が増える。レップ数が以前よりも増えた場合は重量を増加させることを検討する（表7-1）。

表7-1　負荷増加の目安

これまで上げていた回数より余分に上げれれるようになったら、負荷をプラスする。

身体部位	増加負荷量
上半身	2.5kg 前後
下半身	5kg 前後

3）　セット数：筋力トレーニングの効果を高めるためには、複数セット行う必要がある。これは1セット目に動員される筋線維の数は、全体の3割程度であり、残りの7割の筋線維は動員されない。2セット目になると1セット目に動員されなかった筋線維も動員されるようになる。このようにセット数を増やすことにより動員される筋線維数が増え、トレーニング効果が高くなる。

4) ピラミッド法：各セットごとに徐々に負荷を上げていく方法。例：ベンチプレスを行う場合、1セット目を40kgで行ない、2セット目を42.5kg、3セット目を45kgというように負荷を上げていく。徐々に負荷を上げていくことにより、筋に与える刺激強度を調整しやすく、最大筋力を向上させやすい。

5) インターバル：低酸素状態、血流が制限された状態時に筋は肥大されやすいことが知られている。従って、筋肥大を目的とした場合は、筋の疲労状態が回復する前にトレーニングを行うことが有効であり、そのためインターバル時間が短くなる（表7-2）。

表7-2　目的別インターバルの目安

目的	負荷強度 1RM 当たりの重量	レップ数	セット数	インターバル
最大筋力	90 ～ 100%	1 ～ 3 回	3 ～ 5 セット	3 分程度
筋肥大	80%	6 ～ 12 回		1 分以内
筋持久力	50% 前後	20 ～ 50 回	2 ～ 3 セット	3 分程度
筋パワー	50% 前後	実際の競技で行われる時間などを考慮して、反復回数を設定		3 分程度

3－2．1RM の算出

　トレーニングの目的に応じて負荷強度は設定されるが、そのためには1RMを測定する必要がある。測定方法には2つあり、負荷を1レップしか上げられない重量まで高めていき実際に計測する直接法と、最大下の重量とレップ数から計算式を用いて算出する間接法がある。1RMは挙上できる限界の負荷であるため、直接法ではケガをする危険性が高い。従って、安全性を考慮し、最大挙上の重さよりも下の重量とレップ数から1RMを求める間接法を用いる場合が多い。

（1RMの算出例）
　100kgのバーベルを5回挙上できた場合の係数は表7-3より1.15であることが分かる（この時の負荷は1RMの87%の強度）。この係数1.15を挙上した重量100kgに掛けることにより、1RMが115kgであることが求められる「1RM＝重量×係数」。ただし、間接的に求める1RMはあくまでも推定値であり、実際の1RM（最大筋力）よりも±5～9kg程度の誤差があると考えられている。さらに1RM早見表（資料2参照）を使うことにより、速やかに1RMの推定値を求めることができる。例）80kgのバーベルを5レップした時の1RMは92kgになる。

表7-3 レップ数に対する%1RMと係数

レップ数	%1RM	係数
1	100	1
2	95	1.05
3	93	1.08
4	90	1.11
5	87	1.15
6	85	1.18
7	83	1.2
8	80	1.25
9	77	1.3
10	75	1.33
11	70	1.43
12	67	1.49

3－3. 種目の選択

1) プライオリティ

　筋力を向上させるためのトレーニングには多種多様なものがあるが、得られる効果は最初に行った種目が大きく、後の種目になればその効果は徐々に小さくなる。従って、優先的に鍛える部分や大きな筋群を動員する種目のトレーニングを最初に行い、順に筋の動員数が少ない部分を鍛えていくことが効率良く目的とする筋力を向上させていくためには重要となる。このことを筋力トレーニングにおけるプライオリティ（優先性）の原則という。例えば下肢を鍛える場合は殿部や大腿の筋を鍛えた後に下腿の筋を鍛える方が効果的である。また、ベットレストや運動不足によって衰えやすいのはインナーマッスルよりもアウターマッスルである。アウターマッスルは筋のサイズも大きいので優先的に鍛えることにより、基礎代謝が向上し、太りにくい体になる。まずは筋力トレーニングで実施したい種目を選択し、それらを行う順序を考える（表7-4）。

表7-4 筋力トレーニングのプライオリティ

		種目	鍛える対象となる主な筋
1	下肢	スクワット	大殿筋、大腿四頭筋、ハムストリングス
2		デッドリフト	固有背筋群、大殿筋、大腿四頭筋、ハムストリングス
3		レッグエクステンション	大腿四頭筋
4		レッグカール	ハムストリングス
5	胴体	ベンチプレス	大胸筋、三角筋、上腕三頭筋
6		ベントオーバーロウ	広背筋、僧帽筋、固有背筋群
7	上肢	バックプレス	三角筋（側部、後部）、僧帽筋、上腕三頭筋
8		ミリタリープレス	三角筋（前部、側部）、僧帽筋、上腕三頭筋
9		アップライトロウ	三角筋（側部）
10		トライセップスエクステンション	上腕三頭筋
11		アームカール	上腕二頭筋
12	体幹	シットカール	体幹筋群（腹筋、背筋）

2）セット法
スーパーセット法
　主動筋と拮抗筋を連続して鍛える方法。例：トライセップスエクステンション（上腕三頭筋）を行なった後にアームカール（上腕二頭筋）を行う。トレーニングにより主動筋が収縮した際、相反性抑制が生じ拮抗筋側は弛緩し、伸ばされる。拮抗筋がリラックスし、伸張されることにより疲労回復の効果が得られると考えられ、主動筋と拮抗筋を互いに鍛えていくことにより疲労を貯めすぎずにトレーニングを行える。

コンパウンドセット法
　インターバルなしで鍛えたい部分のトレーニングを二種目行う方法。例：フリーウエイトでベンチプレス（大胸筋）を行なった後にマシーンでチェストプレス（大胸筋）を行う。連続して同一の筋に刺激を与えることにより筋肥大の効果が高くなる。

● 4．トレーニングの種類

4－1．マシーントレーニング

　関節を結合させている筋－腱複合体に対する負担がフリーウエイトよりも小さく、リハビリ中のトレーニングに有用である。また、重りをマシーンが支えているため姿勢の安定性が確保されやすく、目的とする筋を意識して鍛えやすい。初心者の場合、マシーンを用いて力の入れ方を繰り返し体に慣れさせた後にフリーウエイトを行うことが有効である。

・チェストプレス

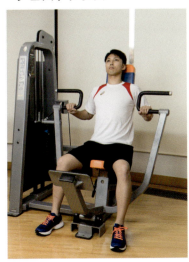
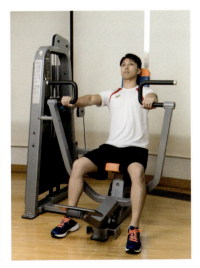

目的：フリーウエイトのベンチプレスよりも安全に大胸筋を集中的に鍛えることができる。
方法：1. ウエイトの重量、シートの高さ、ハンドルを握る位置の調整をする。
　　　2. 胸を張り（肩甲骨を寄せる）、大胸筋を意識しながら腕を伸ばす。
　　　3. 腕をゆっくり曲げて戻す。
ターゲット：大胸筋、三角筋、上腕三頭筋

・ラットプルダウン

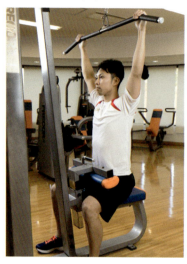 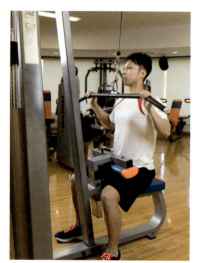

目的：連続してパンチを繰り出す、ラケットを振ったあとに腕を引き戻す、ボートのオールを漕ぐ、柔道で相手を引き寄せるなど、様々なスポーツパフォーマンスに関わる筋を鍛えることができる。
方法：1. 肩幅の1.5倍の位置を目安にバーを握る。
　　　2. 肩甲骨を寄せ、鎖骨付近にバーを引き寄せる。
　　　3. 腕をゆっくり伸ばして戻す。
ターゲット：広背筋、大円筋

・ショルダープレス

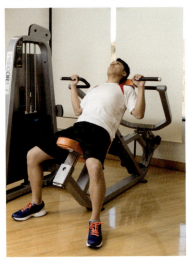
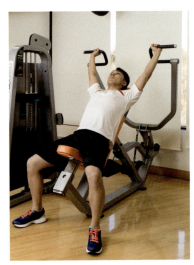

目的：ボールを投げるといった腕を振る動作に関わる肩の筋を鍛えることができる。
方法：1. 背中を伸ばして胸を張り、ハンドルを握る。
　　　2. 息を吐きながら腕を伸ばす。
　　　3. 腕をゆっくり曲げて戻す。
ターゲット：三角筋

・レッグプレス

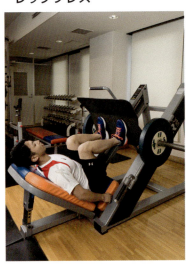
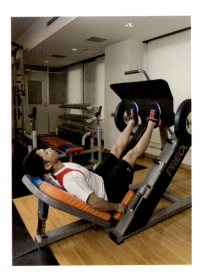

目的：スクワットよりも簡易的に太もも、臀部の筋群に負荷を与えることができ、初心者でも安全に行うことができる。
方法：1. 背中をシートにつけ、足を肩幅に広げプレートにつける。
　　　2. 膝を伸ばしてプレートを押す（息を吐く）。

3. 膝を90度まで曲げる（息を吸う）。
ターゲット：大腿四頭筋、大殿筋

・レッグエクステンション

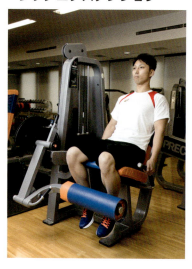 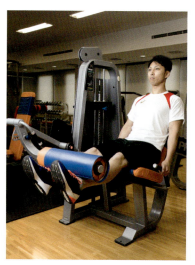

目的：膝の伸展動作が円滑に行えるようになり、ボールを蹴る、走るといったパフォーマンスの向上や膝関節障害の予防に効果がある。
方法：1. 膝が90度になるように足首をパッドにかけて座る。
　　　2. 膝を伸ばしてパッドをあげる（膝を伸ばした所で数秒間保つ）。
　　　3. 膝をゆっくり曲げて戻す。
ターゲット：大腿四頭筋

・レッグカール

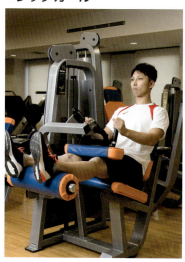 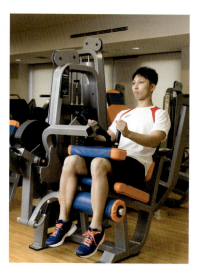

目的：膝の屈曲筋を集中的に鍛えることができる。膝の伸展・屈曲の筋力比が悪くなると膝を痛める要因になるためバランス良く鍛えることが重要である。
方法：1. 背中をシートにつけ、足首をパッドにのせる。
　　　2. 膝を90度以上曲げ、パッドを引き寄せる。
　　　3. 膝をゆっくり伸ばして戻す。
ターゲット：ハムストリングス

4-2．フリーウエイト

　フリーウエイトを挙上させる際、上下左右への動揺を制御する必要があり、多くの補助筋群や関節結合部への刺激が高くなる。また身体に与える負荷をより大きくすることができるため筋力増強効果も高い。一方、身体的な負荷が高いが故に障害を誘発する危険性が高く、安全面への配慮が重要になる。

・スクワット

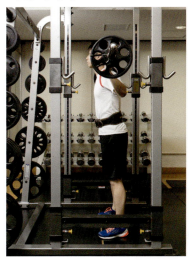 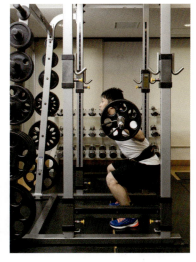

目的：下半身強化の代表的なトレーニングであり、脊柱起立筋などの多くの筋も動員される。正しいフォームを身につけることにより、高いトレーニング効果が得られる。
方法：1. 背中を丸めず真っ直ぐに保ち、バーを握る（胸を張る）。
　　　2. 膝がつま先より前に出ないよう膝を曲げていく（膝とつま先の方向は同じ）
　　　3. 息を吐きながら膝を伸ばし、バーを持ち上げる
ターゲット：大腿四頭筋、ハムストリングス、大殿筋

・ランジ

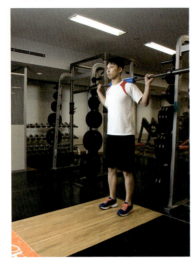 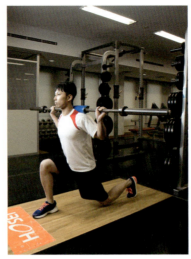

目的：太ももや尻の筋群のみならず体幹も強化できる。バドミントン競技のネット前の
　　　プレーなど、踏み込んだ際の体勢を安定させる効果が得られる。
方法：1. 背筋を伸ばし、バーを担ぐ。
　　　2. 片脚を前方に出し、腰を落とす。
　　　3. 体を起こし、スタートポジションに戻る。
ターゲット：大腿四頭筋、ハムストリングス、大殿筋

・デッドリフト

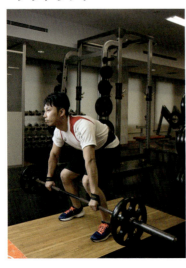 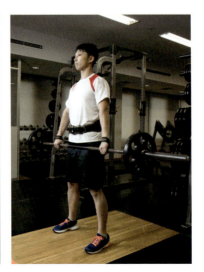

目的：背筋群を中心に全身を鍛える効果が得られるが、悪いフォームで行うと腰痛を誘
　　　発する危険性があるので注意する必要がある。
方法：1. すねがバーに触れる手前に立ち、足は腰幅より少し広めにする。

  2. 尻を突き出し、膝を軽く曲げ、背中を反った状態でバーを握る。
  3. 腰を反らせながらバーを上げ、体を起こす。
  4. 尻を突き出しながら、バーを下ろす。
ターゲット：固有背筋群、大殿筋、大腿四頭筋、ハムストリングス

・ベントオーバーロウ

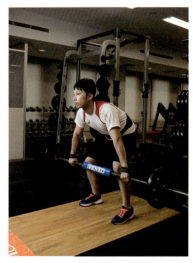 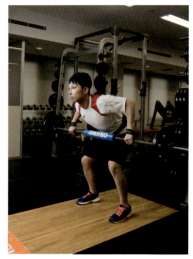

目的：背筋群を鍛えるのに効果的であり、難しい技術を必要としないことから初心者で
  も行いやすい。
方法：1. 背筋を伸ばし（胸を張る）、前傾した状態でバーを握る（肩幅よりやや広め）。
  2. 肘を体側に沿わせながらゆっくりとバーをへそ付近に引き寄せる。
  3. 腕をゆっくり伸ばして戻す。
ターゲット：固有背筋群、広背筋、僧帽筋

・ベンチプレス

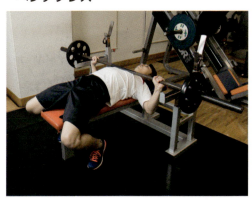 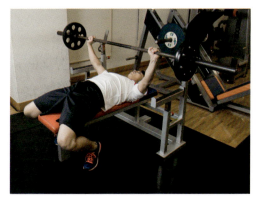

目的：ターゲットとなる筋以外にも体勢の安定性を確保するために多くの小さな筋が動
　　　員され、それらを同時に鍛えることができる。
方法：1. フラットベンチに仰向けになり、肩幅の1.5倍の位置を目安にバーを握る。
　　　2. 腕を伸ばし、スタートポジションにつく。
　　　3. 胸を張り、肩甲骨を寄せながらバーをゆっくり乳首付近に下げる。
　　　4. 大胸筋を意識しながらゆっくり上げる。
ターゲットとなる筋：大胸筋、三角筋、上腕三頭筋

・バックプレス・ミリタリープレス

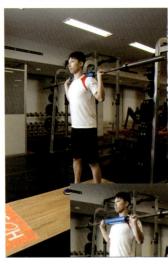 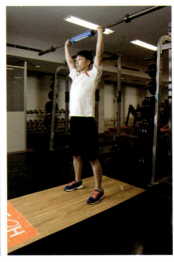

目的：肩関節を鍛えるのに有効である。バックプレスでバーを頭の後ろに下ろす際、肩
　　　関節の柔軟性が低い人は肩甲下筋を痛める危険性があるため、ミリタリープレス
　　　で頭の前に下すとよい。
方法：1. 肩幅よりやや広めの位置を握り、バーを頭の後ろ（または前）に担ぐ。
　　　2. 背筋を伸ばし、バーを頭上に向けて上げる。
　　　3. 腕をゆっくり曲げて戻す。
ターゲット：三角筋、僧帽筋、上腕三頭筋

・トライセップスエクステンション

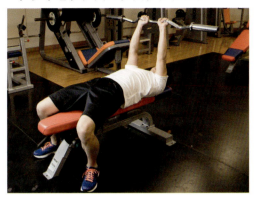 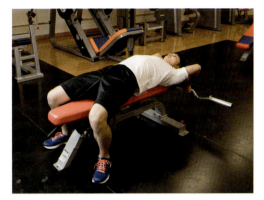

目的：投動作や相手を押す動作など、様々なスポーツにおいて上腕三頭筋は重要な役割を果たしている。単関節種目であるため上腕三頭筋を集中的に鍛えることができる。
方法：1. フラットベンチに仰向けになり、頭上でバーを持つ（手幅は狭く握る）。
　　　2. 肘の位置を変えずに、肘を伸ばす。
　　　3. 肘をゆっくり曲げ戻す。
ターゲット：上腕三頭筋

・アームカール

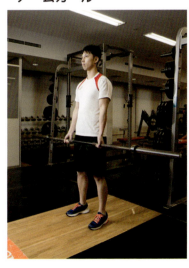 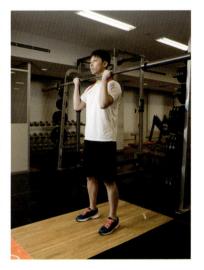

目的：テニスやバドミントンで行われるフォアハンドストローク時に上腕二頭筋は重要な役割を果たす。単関節種目であるため上腕二頭筋を集中的に鍛えることができる。
方法：1. 手のひらを前方に向け、バーを握る。
　　　2. 肘の位置を変えずに肘を曲げ、バーを肩の位置まで上げる。
　　　3. 肘をゆっくり伸ばし戻す。

ターゲット：上腕二頭筋

4－3．プライオメトリックトレーニング

　プライオメトリックトレーニングは、筋を瞬間的に伸張～収縮させるトレーニング方法であり、人に備わっている筋の伸張反射と腱の弾性作用を有効的に活用した体の動かし方を獲得することが目的である。このため、意識的に筋を収縮させるのではなく、力まずにリラックスして行うことが必要である。また、瞬間的に筋や腱、骨に大きな負担が生じることから、障害の発生に注意して実施する。

1　ジャンプ
・フラットジャンプ

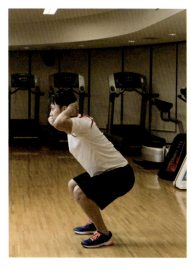 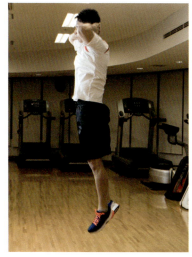

目的：スクワットの体勢から反動をつけてジャンプすることにより、瞬間的に大きなパ
　　　ワーを発揮する能力を高めることができる。
方法：1. 背筋を伸ばし、膝を曲げる。
　　　2. 膝を伸ばし、上方向に高く跳ぶ。
　　　3. 着地時は膝を柔らかく使い、衝撃を吸収する。
ターゲット：大腿四頭筋、ハムストリングス、大殿筋

・ニーアップジャンプ

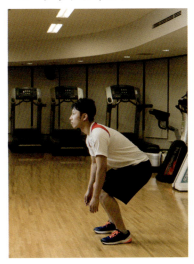 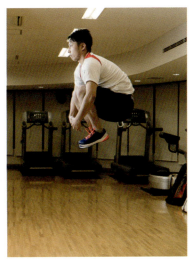

目的：ジャンプ中に膝を曲げ、脚を抱えこむことにより、空中での姿勢調節能力を高めることができる。
方法：1. 背筋を伸ばし、膝の屈伸動作を用いて頭上にジャンプする。
　　　2. 空中にて膝を曲げ、脚を抱え込む。
　　　3. 着地時は膝を柔らかく使い、衝撃を吸収する。
ターゲット：腸腰筋、大腿四頭筋、ハムストリングス、大殿筋

・シザージャンプ

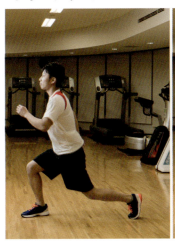 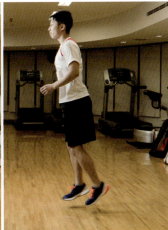 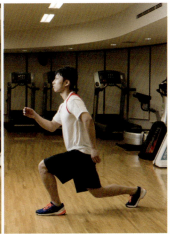

目的：ジャンプ後にランジの体勢で着地することにより、太もも、臀部の大筋群に大きな負荷を与えることができる。
方法：1. 背筋を伸ばし、膝の屈伸動作を用いて頭上にジャンプする。
　　　2. 空中で片脚を前方に出し、ランジの体勢で着地する。

　　　　3. ランジの体勢で再度ジャンプし、脚を入れ替え着地する。
ターゲット：大腿四頭筋、ハムストリングス、大殿筋

・デプスアンクルジャンプ

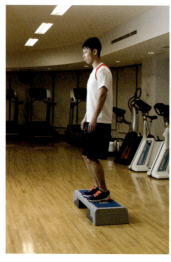 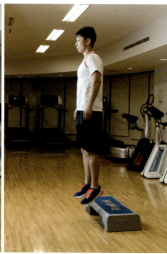 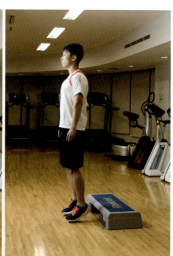

目的：台の上から飛び降り、床に着地した瞬間に足関節を伸展させることにより、伸張
　　　反射が生じ、アキレス腱の弾性作用を活用した動作が身につく。
方法：1. 台の上から飛び降りる。
　　　2. 膝を伸ばした状態で着地する。
　　　3. 着地した瞬間に足関節を伸展させジャンプする。
ターゲット：下腿三頭筋

2　メディシンボールトレーニング

　2～4kg程度の重さのメディシンボールは、各筋を協調させて行う実際のスポーツ動作に類似した動きの中で筋を鍛えることができる。特に反動を使ったプライオメトリックトレーニングのバリエーションが増え、多面的なトレーニングを行うことができる。

・フロントスロー

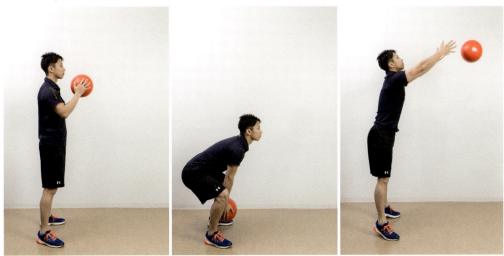

目的：下肢から生み出されたパワーを上肢へと伝達し、ボールを遠くに投げることにより、全身を協調させた力発揮能力を高めることができる。
方法：1. メディシンボールを持ち、股の下に下ろす。
　　　2. 下ろした際の反動を使って前方にボールを投げる。
ターゲット：体幹、背筋、上肢、肩関節周囲の筋群

・サイドスロー

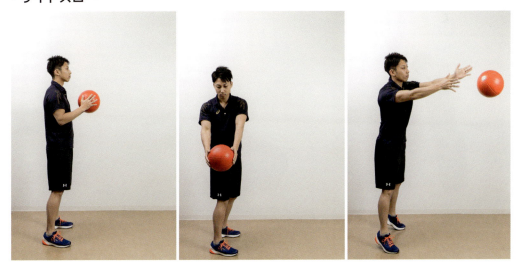

目的：体幹の回旋を活用した力発揮能力を高めることができる。
方法：1. メディシンボールを持ち、体幹を捻る。
　　　2. 体幹を捻った際の反動を使って前方にボールを投げる。
ターゲット：体幹、背筋、上肢、肩関節周囲の筋群

・バックスロー

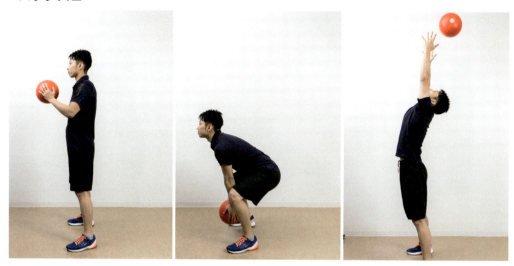

目的：体を後方に反ることにより、フロントスローよりも背筋群を動員してボールを投げることができる。
方法：1. メディシンボールを持ち、股の下に下ろす。
　　　2. 下ろした際の反動を使って後方にボールを投げる。
ターゲット：体幹、背筋、上肢、肩関節周囲の筋群

・オーバースロー

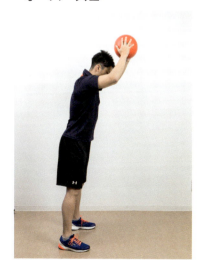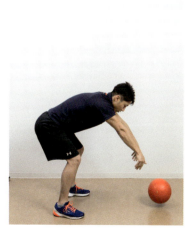

目的：ボールを地面に強く叩きつけることにより、投動作時に必要となる力発揮能力を高めることができる。
方法：1. 頭上にボールを持つ。
　　　2. 床に向かってボールを強く叩きつける。

ターゲット：体幹、背筋、上肢、肩関節周囲の筋群

・チェストパス

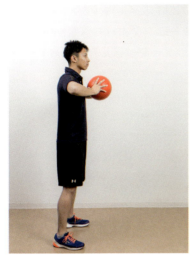 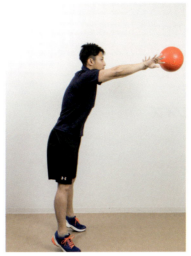

目的：他の投動作よりも三角筋を中心とする肩関節周囲の筋群の貢献度が高く、集中的に鍛えることができる。
方法：1. ボールを胸の前に持つ。
　　　2. バスケットボールのチェストパスのように前方にボールを投げる。
ターゲット：上肢、肩関節周囲の筋群

・クランチスロー

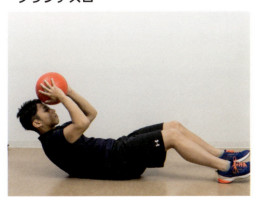 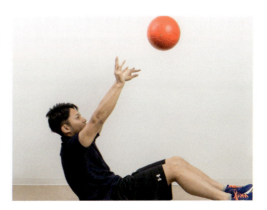

目的：体幹の屈曲を活用した力発揮能力を高めることができる。
方法：1. 頭上にボールを持つ。
　　　2. クランチをした際の反動を使って前方にボールを投げる。
ターゲット：体幹、上肢、肩関節周囲の筋群

4－4．チューブトレーニング

　ゴムは伸張に伴い負荷が大きくなる終動負荷のためケガはしにくいものの、実際のスポーツで行われる力の入れ方とは異なる。一方、他のトレーニングよりも深層部の筋（インナーマッスル）を鍛える効果があり、表層部の筋（アウターマッスル）と連動して身体を円滑に動かすことができるようになる。

・スタンディングリアレイズ

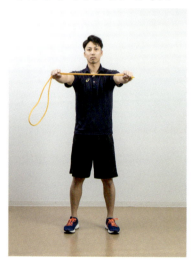 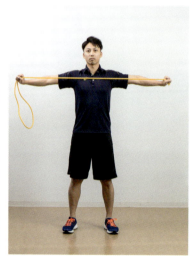

目的：三角筋後部を鍛えるのに有効。
方法：1. チューブを肩幅に握り、前方に腕を上げる。
　　　2. 肘を伸ばした状態で外側にチューブを伸ばす。
ターゲット：三角筋後部、僧帽筋中部

・フロントレイズ

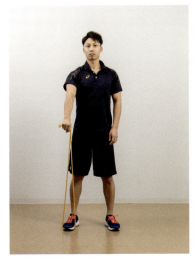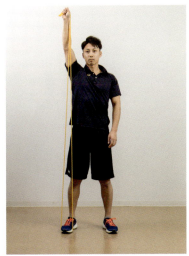

目的：三角筋前部を鍛えるのに有効。
方法：1. チューブを握った手が足の前にくるよう長さを調整する。
　　　2. 肘を伸ばした状態で正面から頭上に上げる。
ターゲット：三角筋前部、僧帽筋

・サイドレイズ

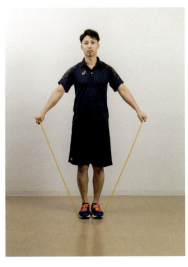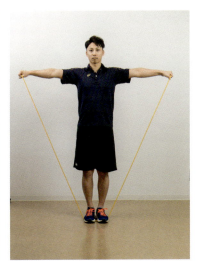

目的：三角筋中部を鍛えるのに有効。
方法：1. チューブを握った手が足の横側にくるよう長さを調整する。
　　　2. 肘を伸ばした状態で側面から肩付近まで上げる。
ターゲット：三角筋中部、僧帽筋上部

・アームエクステンション

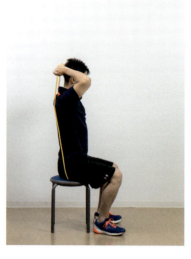 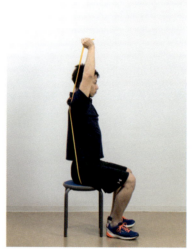

目的：上腕三頭筋を鍛えるのに有効。
方法：1. チューブを引っ掛け固定する。
　　　2. 肘を曲げ、頭の後ろでチューブを握る。
　　　3. 肘を伸ばし、頭上に手を上げる。
ターゲット：上腕三頭筋

・エクスターナルローテーション

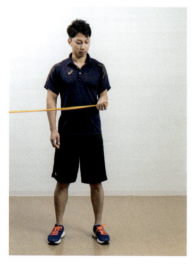 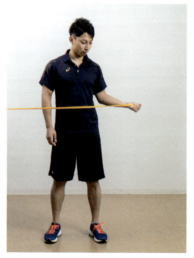

目的：ローテーターカフを鍛えるのに有効。
方法：1. チューブを引っ掛け固定する。
　　　2. 肩関節を外旋させ、外側にチューブを引く。
ターゲット：ローテーターカフ

・インターナルローテーション

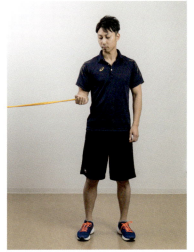 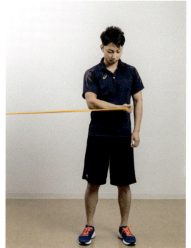

目的：ローテーターカフを鍛えるのに有効。
方法：1. チューブを引っ掛け固定する。
　　　2. 肩関節を外旋させ、内側にチューブを引く。
ターゲット：ローテーターカフ

参考文献
1. Schoenfeld BJ, Ratamess NA, Peterson MD, et al.: Influence of Resistance Training Frequency on Muscular Adaptations in Well-Trained Men. Journal of Strength & Conditioning Research 2015:29(7);1821-1829.
2. Schoenfeld BJ, Peterson MD, Ogborn D, et al.: Effects of Low- vs. High-Load Resistance Training on Muscle Strength and Hypertrophy in Well-Trained Men. Journal of Strength & Conditioning Research 2015:29(10);2954-2963.
3. Brad JS, Bret C, Jeffrey MW, et al.: Muscle activation during low- versus high-load resistance training in well-trained men. European Journal of Applied Physiology 2014:114(12);2491-2497.
4. Fragala MS, Jajtner AR, Townsend JR, et al.: Leukocyte IGF-1 Receptor Expression during Muscle Recovery. Medicine & Science in Sports & Exercise 2015:47(1):92-99.
5. Sarah MM, Joel TC, Louise AF, et al.: Acute Effects of Static and Proprioceptive Neuromuscular Facilitation Stretching on Muscle Strength and Power Output. Journal of Athletic Training 2005:40;94-103.
6. Aubry A, Hausswirth C, Louis C, et al.: Functional Overreaching: The Key to Peak Performance during the Taper? Medicine & Science in Sports & Exercise2014:46(9);1769-1777.

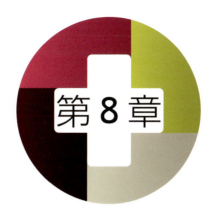

第8章

ファーストエイド

鈴木　健介
日本体育大学 保健医療学部

須賀　涼太郎
日本体育大学 保健医療学部 救急医療学科

　この章では、一次救命処置（心肺蘇生やAED、気道異物除去）と病気やけがに対するファーストエイドについて述べる。

1．心肺蘇生

　日本の心肺蘇生は、JRC（日本蘇生協議会）蘇生ガイドラインに準拠することが求められる。JRC蘇生ガイドラインが2015年に改訂され、「心停止の予防」・「119番通報時の対応」・「心停止の判断」などが強調された。また、心肺蘇生を行う立場や熟練度に応じて、適切な方法をとるよう推奨された。
　目の前で倒れた人を救命し、社会復帰させるために必要な一連の流れを「救命の連鎖」という（図8-1）。救命の連鎖は、「心停止の予防」・「早期認識と通報」・「一次救命処置（心肺蘇生とAED）」・「二次救命処置と心拍再開後の集中治療」の4つの輪から構成される。

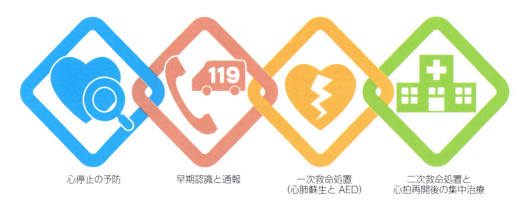

図8-1 救命の連鎖

1－1. 心停止の予防

　心停止は突然生じることもあるが、未然に防ぐことが非常に重要である。例えば、急性心筋梗塞の場合、「胸が重苦しい」や「胸が締め付けられる」などの症状を訴えることがある。それらの症状を早期に認識し通報をすることで、心停止前に病院で治療が開始できる。このような心停止前の迅速な対応が、救命率向上に繋がる。また、運動中の突然死の予防も重要である。前胸部にボールなどが衝突した結果、致死性の不整脈が生じ、心停止になる「心臓震盪」がある。野球やサッカー、フットサル、空手などで発生したと報告がある。そのため、心停止が発生することを念頭に置いた救護体制やマニュアルの準備が必要である。

1－2. 早期認識と通報

　突然倒れた人を目撃した時や反応がない人に遭遇した時は、ただちに心停止を疑うことが重要である。心停止を疑ったら、大きな声で応援を呼び、119番通報、AEDの手配を依頼する。119番通報では、正確な場所や反応の有無に加え、年齢や性別、倒れた時の状況を簡潔に伝える。救助者の人数に余裕があれば、発生状況や時間経過を記録し情報をまとめる。仮に心停止の判断に迷ったとしても、電話を通じて心肺蘇生などの指導が受けられるので、早期に119番通報することが大切である。

1－3. 一次救命処置（心肺蘇生とAED）

1）心肺蘇生
　心肺蘇生法は以下の手順に沿って行う（図8-2）。

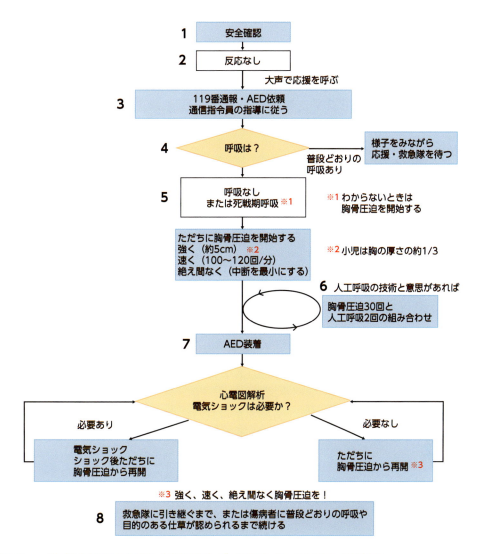

図8-2　一次救命処置の手順（JRC蘇生ガイドライン2015より引用）

(1) 安全確認

　人が倒れるのを目撃した、あるいは倒れている人を発見したときに周囲の安全を確認する。救助者自身や傷病者に危険が及びそうな場合は、安全な場所に移動させるなどの安全の確保が優先される。

(2) 反応の確認と救急通報

　安全が確認できたら傷病者に近づき、肩を軽くたたきながら大声で呼びかけ反応を確認する（何らかの応答や仕草がなければ「反応なし」とみなす）。反応がなければその場で周囲に応援を求める。そして、周囲の者に119番通報とAEDの手配を依頼する。なお、反応の有無について迷った場合も119番通報して通信指令員に相談する。

※119番通報をした救助者は、通信指令員から心停止の判断とCPRについて口頭指導を受けることができる。

(3) 呼吸の確認と心停止の判断

呼吸の確認は胸部と腹部の動きを観察し10秒以内で判断する。死戦期呼吸はしゃくりをあげるような不規則な呼吸であり、胸部と腹部の動きがあっても「呼吸なし」と判断する。傷病者に反応がなく、呼吸していない場合、普段通りでない呼吸（死戦期呼吸）が認められる場合、呼吸しているか分からない場合は心停止と判断し、ただちに心肺蘇生法（CPR）を開始する。傷病者に普段通りの呼吸を認める場合は、気道確保を行い、救急隊の到着を待つ。この間は傷病者の呼吸状態を継続観察し、呼吸が認められなくなった場合はただちにCPRを開始する。

(4) 胸骨圧迫

心停止と判断したらただちに胸骨圧迫を開始する。質の高い胸骨圧迫を行うための5つのポイントを示す。

【ポイント1：胸骨圧迫の部位・深さ・テンポ・姿勢】

胸骨圧迫は組んだ手の付け根が胸骨の下半分に位置する（図8-3）。深さは胸が約5cm沈むように圧迫するが、6cmを超えないようにする。小児における深さは胸の厚さの約1/3を圧迫する。テンポは1分間あたり100〜120回で圧迫する。圧迫時は両肘をまっすぐ伸ばし救助者の肩が圧迫部位の真上になるようにして体重を乗せて圧迫する（図8-4）。

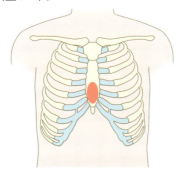

図8-3　胸骨圧迫部位

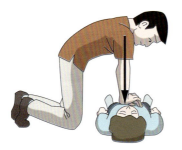

図8-4　胸骨圧迫の姿勢

【ポイント2：胸骨圧迫解除時】
　胸骨圧迫を解除するときは胸郭が元の位置に戻るように十分な圧迫解除を心がけることが必要である。また手が胸から離れ、圧迫部位がずれないように注意する。ただし、圧迫解除を意識しすぎて胸骨圧迫が浅くならないよう注意する。

【ポイント3：胸骨圧迫の質の確認】
　救助者の人数が複数いる場合、互いに注意し合い、胸骨圧迫の部位や深さ、テンポ、姿勢が適切に維持されていることを確認する。

【ポイント4：胸骨圧迫の中断】
　胸骨圧迫の中断は10秒以内にすべきである。救助者の身の安全が確保できない場合に胸骨圧迫を中断するのはやむを得ないが、電気ショックを行うときや人工呼吸の場合は胸骨圧迫の中断を最小にする。

【ポイント5：胸骨圧迫の交代】
疲労による胸骨圧迫の質の低下を最小とするために、1〜2分ごとを目安に胸骨圧迫の役割を交代する。その際、胸骨圧迫中断時間を最小にするために、交代する方法を明確にし、タイミングを合わせることが重要である。

(5) 人工呼吸
　人工呼吸は、人工呼吸を行う技術と意思がある場合のみ行う。技術や意思がない場合は、胸骨圧迫のみ継続し、ある場合は胸骨圧迫と人工呼吸を30：2の割合で行う。口対口人工呼吸によって感染する危険性は極めて低いといわれている。しかし、感染防護具がある場合は使用する（図8-5）。人工呼吸の手順は、まず頭部後屈顎先挙上法で気道を確保する。次に、口を大きく開いて相手の口を覆い密着させ、空気が漏れないよう額側の手で鼻をつまむ。そして、約1秒かけて息を吹き込みながら胸が上がるのを確認する（図8-6）。胸が上がらなかった場合でも、吹き込みは2回までとして、すぐに胸骨圧迫を再開する（中断時間は10秒を超えないようにする）。

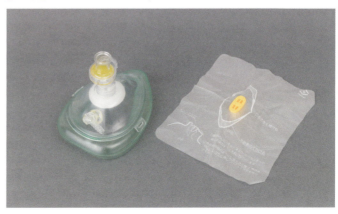

図8-5　感染防止具
（左：マスクタイプ、
右：シートタイプ）

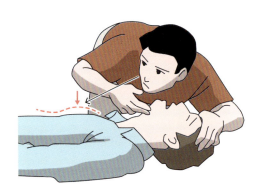

図8-6　人工呼吸

2) AED (Automated External Defibrillator：自動体外式除細動器)

　AEDは心室細動（心臓が小刻みに震えて全身に血液を送ることができない状態）の時に電気ショックを行える。心臓が正常に動いている場合と完全に止まっている場合には使用できないため、「ショック不要」のメッセージがあった場合はでも胸骨圧迫をは継続する。

　AEDが到着したら、すみやかに装着しAEDの音声メッセージに従う。AED には蓋を開けると自動的に電源が入るタイプと、救助者が電源ボタンを押す必要のあるタイプとがある。後者では電源ボタンを最初に押す。

(1) パッドの貼付

　右前胸部（鎖骨の下で胸骨の右）と左側胸部（脇下から5〜8cm下、乳頭の斜め下）に電極パッドを貼付する（図8-7）。電極パッドを肌に貼り付ける際に、注意すべき点がある。

【注意点1：傷病者の胸が濡れている場合】

　パッドの装着が難しいだけでなく、電気が液体を伝わって流れてしまうため、電気ショックの効果が不十分になる。乾いたタオル等で胸を拭いてからパッドを装着する。

【注意点2：貼付薬がある場合】

　パッドを取り付ける位置に貼り薬や湿布がある場合は、装着前に剥がす必要がある。貼付薬等の上にパッドを装着し電気ショックを行うと、ショックの効果が不十分となりやけどを起こす可能性がある。

【注意点3：医療器具が胸に植え込まれている場合】

　もともと心疾患等があり、ペースメーカー等を胸に植え込んでいる場合、胸にこぶのような出っ張りがある。パッドはその部分を避けて張るようにする。

【注意点 4：未就学児の場合】
　未就学児（約6歳まで）に対しては、小児用パッド用を用いる。しかし、小児用パッドがない場合は成人用パッドを用いる。また、AEDによって小児用モードが選択できる機器もあるが、モードの切り替えがない場合は成人と同様の方法で実施する。

【注意点 5：装着方法】
　パッドの装着は、衣服の上からではなく肌に直接貼り付けること、パッドと肌に隙間が空かないようにしっかりと密着させることが重要である（図8-7）。また、パッドの装着の間も胸骨圧迫は中断せず、AEDの「傷病者に触らないでください」などのメッセージがあるまで継続する。

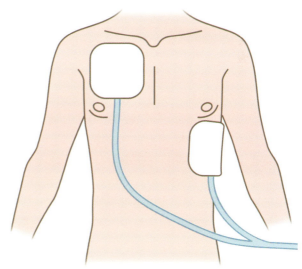

図8-7　AED電極パッド装着部位

（2）心電図の解析と電気ショック
　AEDのパッドが装着されると心電図の解析が始まるため、AEDの音声メッセージに従い傷病者に触れていないことを確認する。
　解析後AEDが「ショックが必要です」などのメッセージとともに充電を開始したら、傷病者の体に触れないよう声をかけ、自分自身を含め誰も触れていないことを確認する。充電完了後、「ショックを実行してください」などのメッセージが流れたら、ショックボタンを押し電気ショックを行う。電気ショック後はただちに胸骨圧迫を再開する。
　解析後AEDが「ショック不要です。ただちに胸骨圧迫を開始してください」などのメッセージが流れたら、これに従って胸骨圧迫を再開する。

3）心肺蘇生の中断
　呼びかけへの応答や普段通りの呼吸、目的のある仕草が出現した場合には、十分な循環が回復したと判断して心肺蘇生を中止してよい。しかし、判断に迷う場合は心肺蘇生を継続する。蘇生の中断をした場合は、反応や呼吸の有無を繰り返し観察しなが

ら救急隊の到着を待つが、呼吸が止まった場合は心肺蘇生を再開する。AEDを装着している場合は、電源を切らずパッドは貼付したままにして救急隊に引き継ぐ。

1－4．二次救命処置と心拍再開後の集中治療

二次救命処置は主に医療従事者によって行われる。救急救命士や医師は一次救命処置と同時に、医薬品や器具などを使用して二次救命処置を行い、傷病者の自己心拍再開を目指す。心拍が再開したら、専門科で集中治療が行われ、社会復帰を目指す。

医療従事者に引き継ぐまでにできる（1）～（3）を実践するだけでなく、発生状況や実践した処置を時間とともに記録し、救急隊に申し送ることも重要である。

2．気道異物

気道異物による窒息を疑った場合には、周りに応援を求め、声が出ないか、または十分に強い咳が出来ないときには、119番通報とAEDを依頼する。

傷病者に声が出るか、強い咳ができるか確認し、できるのであれば続けるように促す。声が出ないか、強い咳が出来ない場合や咳ができなくなった場合には、腹部突き上げ・胸部突き上げ・背部叩打を組み合わせて繰り返し行う。反応がなくなった場合には、ただちに心肺蘇生を開始する。そして、傷病者の口腔内に視認できる固形物は指で取り除いてもよい。腹部突き上げ法を実施した場合は、腹部の内臓損傷の可能性があるため、異物除去後は救急隊に伝えるか、または速やかに医療機関に行くことが必要である。

＜背部叩打法＞
立位または臥位の傷病者に対して、後方から左右の肩甲骨の中間を手のひらの基部で叩く（図8-8）。

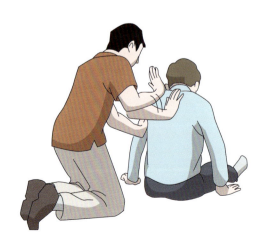

図8-8　背部叩打法

<腹部突き上げ法>
　立位の傷病者の後ろに回り、ウエスト付近に手を回す。片方の手でへその位置を確認し、もう片方の手で握りこぶしを作る。握りこぶしの親指側を傷病者のへその上で、みぞおちより下に当てる。へそを確認した手で握りこぶしを握り、素早く手前上方に向かって圧迫するように突き上げる（図8-9）。妊娠している女性や、高度な肥満者にはこの方法は行わず、背部叩打のみを行う。

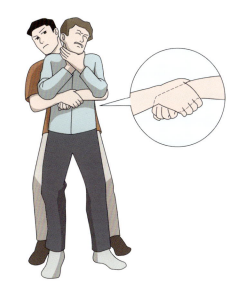

図8-9　腹部突き上げ法

3．ファーストエイド

　ファーストエイドとは、急な病気やけがをした人を助けるためにとる最初の行動である。その目的は、人の命を守り、苦痛を和らげ、それ以上の病気やけがの悪化を防ぎ、回復を促すことである。

3－1．体位と移動

　傷病者が会話できる場合は、一番楽な姿勢を確認する。傷病者の症状を悪化させず、観察や処置が行える体位を選ぶ。また、意識がない等本人が会話できない場合は、舌が落ち込むことによる気道閉塞や、嘔吐物による窒息等が起こらない体位を選択する。道路などのその場にいることが危険な場合は移動する。

1）仰臥位
　背中を地面側にした体位で、心肺蘇生に適している。しかし、意識がない場合は舌が落ち込むことや、嘔吐物が気道に詰まることがある。

2）回復体位
　傷病者の意識はないが普段通りの呼吸がある場合、嘔吐物などによる窒息を防ぐ目的で行う。傷病者の下側の腕を前に伸ばし、上側の腕を曲げ、その手の甲に顔を乗せる。姿勢を安定させるため、上側の膝を曲げ（約90度）前方に出す（図8-10）。脊椎

損傷が疑われる傷病者で、回復体位にせざるを得ない場合は、HAINES（High arm in endangered spine：脊椎損傷の危険のある場合における上肢挙上）体位が望ましい（図8-11）。傷病者の下側の腕を頭部側に伸ばし、その腕に頭部が乗るようにして体を回転させ、両膝を屈曲させる。

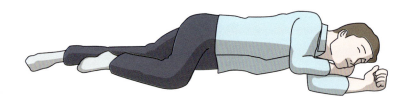

図8-10　回復体位

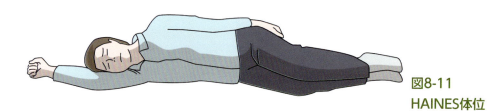

図8-11
HAINES体位

3）ショック体位

ショックとは主要臓器への血液量が減少したために臓器や細胞のエネルギー産生が障害され、正常な機能を維持できなくなった状態のことである。具体的な症状としては、意識混濁、顔面蒼白、冷汗、皮膚の湿潤・蒼白、脈拍微弱などがみられることがある。ショック体位とは、これらの兆候がある場合に仰臥位で下肢を15～30cm挙上する体位のことである（図8-12）。両足を高く上げることで心臓へ戻る血液量を増やすことを期待している。ただし、心不全や呼吸不全などの傷病者には、下肢を挙上させることで悪影響を与える可能性があり注意が必要である。

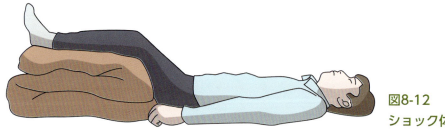

図8-12
ショック体位

3 - 2. 病気に対するファーストエイド

1) 気管支喘息発作

　気管支喘息の発作時には、気管支が狭くなり呼吸困難になる。呼吸をするときに喘鳴（ヒューヒュー、ゼイゼイという音）が聞こえる場合がある。気管支拡張薬（吸入薬）を医師から処方されていれば、発作時に傷病者が自ら使用する。しかし、発作が重篤になると、呼吸困難のため自分で薬を取り出せないことがある。このような場合は、本人の求めに応じて吸入薬を口元に運ぶなど介助をする。喘息発作が重篤だと感じた場合や反応がなくなったらただちに119番通報する。

2) アナフィラキシー

　アナフィラキシーとは、特定の物質（アレルゲン）によって、重篤なアレルギー反応を起こした状態のことである。蜂刺されや食物アレルギーだけでなく、ハウスダストなどの環境因子や、運動により誘発されることがある。全身や局所の発赤、呼吸苦、腹痛、嘔吐などの症状がみられることがある。アナフィラキシーショックでは、呼吸困難だけでなく血圧低下や意識障害を伴う場合がある。このような症状が出現した場合は、ただちに119番通報する。

　過去にアナフィラキシーの症状があり医療機関を受診した者は、アドレナリン自己注射器（エピペン®）を処方され、所持している場合がある。アナフィラキシーの症状があり、傷病者自身がエピペン®を使用できない場合、使用できるよう介助する。エピペン®使用後に症状が改善しても、必ず医療機関を受診する。

3) 低血糖

　糖尿病がある人は、内服薬や注射薬（インスリン）の血糖降下薬を使用している場合がある。これらの薬などの影響により、血糖が過度に低下し、低血糖状態になることがある。症状としては、生あくび、発汗、震え、眠気、意識障害などの症状が出る。意識が保たれている場合は、ブドウ糖タブレットなどを摂取させる。手元にない場合は、砂糖やジュースなどの糖質を取らせる。意識障害がある場合は、誤嚥の可能性があるので摂取させず119番通報をする。

4) けいれん

　けいれんは、脳の異常な電気活動によって生じることがあり、通常発作は2分以内に自然とおさまる。しかし、けいれんが5分以上継続する場合や繰り返し発作が起こる場合は、ただちに119番通報する。

　けいれん対応で重要なことは、発作中のけがの防止と気道確保である。発作中は周りにある物でけがをしないよう、物を移動させるなどの安全を確保をする。口に物を噛ませることや、指を口に入れることは、歯の損傷や窒息などの原因になるため行わない。けいれんがおさまったら反応の確認を行い、反応がなければ心停止の可能性があるので

一次救命処置の手順に従う。けいれん発作の持病がある傷病者が、同様の発作を起こした場合、回復体位にして気道を確保し意識が戻るかどうか様子をみる。

けいれん発作が起こった時刻やその後の時間経過、過去にけいれん発作があったかは重要な情報であり、記録することが大切である。

5）熱中症

熱中症とは、暑熱環境下で、体内の水分や塩分（Naなど）のバランスが崩れたり、体内の調整機能が破綻するなどして発症する障害の総称である。症状によってⅠ度からⅢ度までに分類される（表8-1・図8-13）。

表8-1 熱中症の重症度分類（熱中症環境保健マニュアル2014より引用）

熱射病	症状	症状から見た診断	重症度
Ⅰ度	**めまい・失神** 「立ちくらみ」という状態で、脳への血流が瞬間的に不充分になったことを示し、"熱失神"と呼ぶこともあります。 **筋肉痛・筋肉の硬直** 筋肉の「こむら返り」のことで、その部分の痛みを伴います。発汗に伴う塩分（ナトリウムなど）の欠乏により生じます。 **手足のしびれ・気分の不快**	熱ストレス（総称） 熱失神 熱けいれん	軽
Ⅱ度	**頭痛・吐き気・嘔吐・倦怠感・虚脱感** 体がぐったりする、力が入らないなどがあり、「いつもと様子が違う」程度のごく軽い意識障害を認めることがあります。	熱疲労 （熱ひはい）	
Ⅲ度	**Ⅱ度の症状に加え、** **意識障害・けいれん・手足の運動障害** 呼びかけや刺激への反応がおかしい、体にガクガクとひきつけがある（全身のけいれん）、真直ぐに走れない・歩けないなど。 **高体温** 体に触れると熱いという感触です。 **肝機能異常、腎機能障害、血液凝固障害** これらは、医療機関での採血により判明します。	熱射病	重

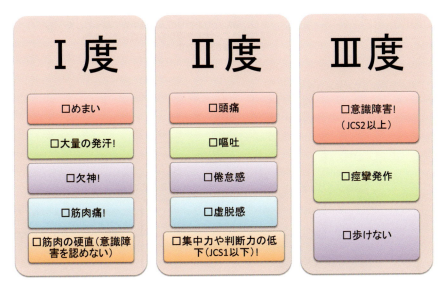

図8-13　熱中症チェックリスト

　スポーツでは、10代の男女に多く発生し，種目別では野球，バスケットボールなど屋内外を問わず競技人口の多い種目と陸上競技が多い。陸上競技でⅢ度が多く、Ⅱ度がゴルフやハイキングなど高齢者人口の多いスポーツである。

　熱中症の傷病者に対しては、まず日陰や冷房のある部屋に移動し、衣服を脱がし風通しをよくする。次に露出させた皮膚に水をかけ、うちわや扇風機で風を送る。氷嚢があれば頸部、両腋窩、鼠径部に当てて冷却する。意識がはっきりしている場合は、冷たい飲み物（経口補水液やスポーツドリンクなど）を飲んでもらい、水分と塩分を補給させる。自分で飲水ができない場合や意識が悪いはっきりしない場合、けいれん発作が出現した場合は119番通報をする（図8-14）。

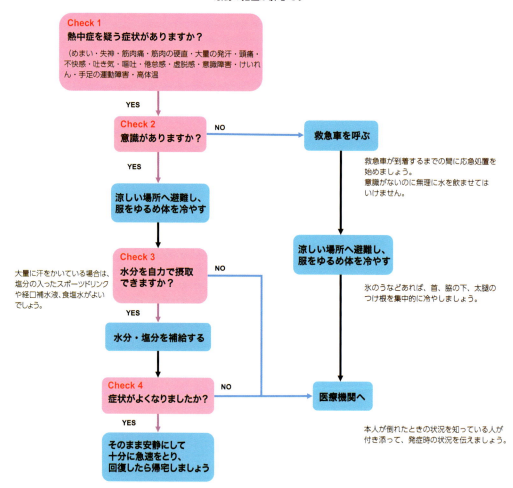

図8-14 熱中症に対する応急手当（熱中症環境保健マニュアル2014より引用）

6）低体温症

　低体温症とは、深部体温が35℃以下になる状態である。さらに体温が低下すると心停止に至ることがある。寒冷環境などで体温が低下すると、通常であれば熱産生のため震えが生じるが、低体温が進行すると震えも消失する。寒さ（気温）、風、濡れだけでなく、冷たい地面との接触が熱の喪失につながる。そのため、暖かく風の当たらない場所に移動させ、濡れた衣服を着替えさせ保温する。また、意識がはっきりしていれば暖かい飲み物を飲ませる。

　凍傷を伴った場合も同様に、濡れた衣服を着替えさせ、乾いた毛布や衣服、毛布で覆って保温する。組織傷害を起こす可能性があるため、凍傷部位をこすったりマッサージせず、ぬるま湯で温める。ただし、凍傷部位が再び寒冷環境にさらされる場合や医療機関

が近くにある場合は、温めず速やかに受診する。凍傷部位は締め付けないようにする。また、足が凍傷になり感覚がない場合は、体重をかけさせないよう搬送する。

7）脳卒中

　脳卒中には、脳梗塞、脳出血、くも膜下出血などがある。特徴的な症状として、脳梗塞や脳出血ではどちらか片方の手足が動かない、しびれる、呂律がまわらずうまく会話できないなどがある。くも膜下出血では、突然今まで経験したことがない激しい頭痛が起こるなどがある。脳卒中では意識を失うこともある。前駆症状として、頭痛、一過性の意識消失、めまい、吐き気・嘔吐などがみられることもある。

　「歯を見せて」や「笑って」と伝え両方が等しく動かなかった場合、目を閉じて十秒間上肢をまっすぐ伸ばし上げさせ、片方が上がらないか、片方と比べ下がっている場合、呂律がまわらない・まったく話せない場合など、脳卒中を疑う症状があればすぐに119番通報する。

3－3．ケガに対するファーストエイド

1）観察方法

【状況評価】

　傷病者に接触する前に、自分自身、現場、傷病者の安全を確認する。可能であればゴム手袋やビニール袋などで感染防御を行い、傷病者の状況とどのようにけがをした（受傷機転）を確認する。時刻を確認し必要に応じて119番通報を行う。

【傷病者評価】

　傷病者と面識がない場合、接触する前に自己紹介をして、救護の必要性を説明し承認を得る。次に、頭部・頸部の損傷が疑われない場合を除いて、頭部を両手で支え、首が動かないよう保持する（図8-15）。救助者が1名しかいない場合は、可能な範囲で首が動かないよう考慮しつつ傷病者評価を続ける。傷病者評価は、基本的に心肺蘇生と同様の手順となる。

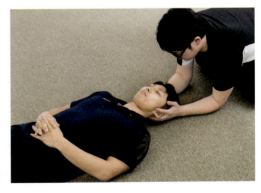

図8-15　頭部保持

<Step 1：反応と気道の評価>
　呼びかけに反応があるか確認する。呼びかけに反応がない場合は119番通報を行う。反応がある場合は、声が出ているかどうかを確認する。声が出ていれば気道は開通していると判断する。声が出ていない場合は、気道の評価と処置が必要になる。気道確保の方法としては、首を動かさないようにしながら下顎挙上法（図8-16）を行う。血液等が多い場合にも同様に、首を保持するなどできるだけ動かさないよう考慮しながら、回復体位にして口の中から流れ出るようにする。

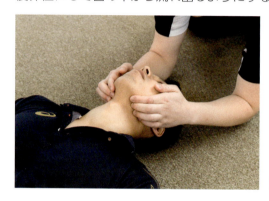

図8-16　下顎挙上法

<Step 2：呼吸の評価>
　傷病者の胸や腹の動きをみて呼吸の有無を確認する。呼吸がない場合は心肺蘇生を行う。呼吸がある場合は、速さ（異常に速いか遅いか）を観察する。その際、詳細な回数までは問わない。

<Step 3：循環の評価>
　傷病者の皮膚の色と温度を観察する。大量出血によるショック状態の場合、皮膚は蒼白となり冷汗が出現する。次に脈拍の強さ（弱い、普通、強い）と脈拍数（少ない、普通、多い）を大まかに観察する（図8-17）。ショック状態では、脈拍が弱く脈拍数が多くなる。最後に、全身を見渡して無視できない大量の出血が続いていないかを確認する。傷病者に接触した時点で大量出血がある場合は、気道の確認の前に止血（後述②参照）を行い119番通報する。

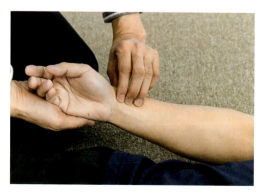

図8-17　脈拍の観察（橈骨動脈を示指・中指・薬指の3指で観察）

<Step 4：意識の評価>
　傷病者に呼びかけて反応が適切であれば、良好と判断する。反応に異常がある場合は、開眼しているか、呼びかけで開眼するか、呼びかけても開眼しないかの3段階で評価する。

<Step 5：全身の評価>
　頭の先から足の先まで見渡してけがをしていないか確認する。傷病者が会話できる場合はどこが痛いかを聞き、すり傷や切り傷（後述③参照）、捻挫・打撲・骨折（後述④参照）、やけど（後述⑤参照）などのけががないかを確認する。強い痛みや変形・腫れがある場合には、不用意に動揺を与えたり強い力を加えないようにする。

<Step 6：四肢の麻痺の評価>
　四肢に麻痺があるかどうか評価する。意識がある傷病者には、左右の手足が「動かすことができるか？」「触っているのがわかるか？」と、運動と感覚の麻痺の有無を観察する（図8-18）。具体的には、左右の手足が動かない、しびれていて感覚がないなどの麻痺がある場合、脊髄損傷を疑い、より首を動かさないよう注意をする必要がある。

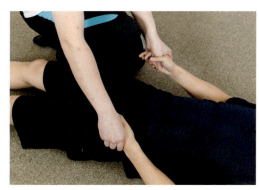
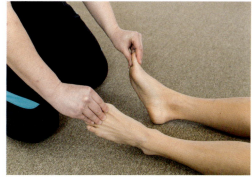

図8-18　四肢の麻痺の確認
左：手を触り感覚があるか・手を握ることができるか？
右：足を触り感覚があるか・足を動かすことができるか？

2）止血

　出血を直接触らないよう手袋やビニール袋を使用する（図8-19）。止血の方法として直接圧迫止血、間接圧迫止血がある。直接圧迫止血は傷口を清潔なタオルやガーゼで押さえて圧迫し止血する。包帯や三角巾があれば強めに巻くことで同じ効果が得られる。ベルトやひもなどの止血帯を使用する止血法もあるが、神経を痛める危険性があり、訓練を受けた者以外は推奨されない。

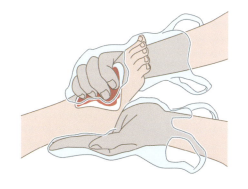

図8-19　止血の方法

3) すり傷・切り傷

　汚れた土や砂などで傷口が汚染されると、感染して治りに影響がでることがある。また、予防接種をしていない場合や予防接種をしてから時間が経過していると破傷風のリスクがある。

　傷口から出血している場合、まず圧迫止血をする。次に傷口が汚れている場合は水道水などの清潔な水で十分に洗い流す。洗浄により出血した場合は圧迫止血を行う。傷口から骨が出ている場合は洗浄しない。深い傷や汚れがひどい場合は、洗浄後に傷口を清潔に保ち、速やかに医療機関に行く。包帯で固定するだけでは止血効果は期待できないため、まずは圧迫止血を行い、止血が確認されたら包帯を使用するのが基本である。

4) 捻挫・打撲・骨折

　捻挫や打撲でも、腫れが強いと痛みで動かせないことがあり、骨折と区別がつかない場合がある。骨折がなくても腫れや強い痛みがある場合は、固定・安静が必要である。捻挫や打撲に対しては、まず冷却パックや氷水などで冷やす。けがをした部位の冷却は内出血や腫れを軽くする。冷却パックは直接皮膚にあたらないよう、皮膚との間に薄いタオルなどを挟む。冷却パックなどで直接冷却は20分を超えないようにする。

　手足が変形している場合は骨折を強く疑う。また、傷口から骨が出ている場合（開放骨折）もある。痛みの部位を確認し、出血、変形、腫れがないかを確認する。その際、痛がっているところを動かさないようにする。変形がない場合も、腫れや強い痛みがあり骨折が疑われる場合は固定する。変形がある場合、変形した状態を元に戻す必要はない。基本的にその状態で固定する。固定には添え木や三角巾などを使用する（図8-20）。

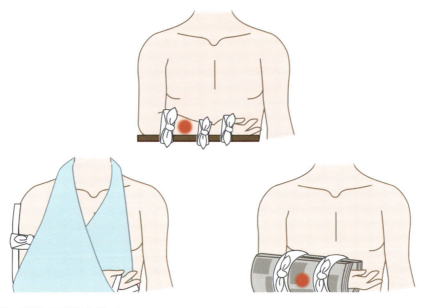

図8-20　肢位の固定方法-1

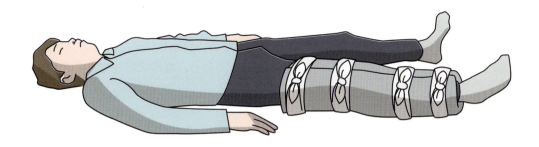

図8-20　肢位の固定方法-2

5）やけど（熱傷）

やけどは、できるだけすぐ冷やすことで、悪化を防ぐことができる。速やかに水道で水を流しながら10分以上冷やす。氷や氷水で冷やすと悪化する可能性がある。浅いやけどの場合は、皮膚が赤くなりひりひりするが水泡ができない。深くなると水泡ができるが、水泡は傷口を保護する効果があるので破らずに保護する。さらに深くなると水泡はできず皮膚が白くなる、または黒くなり痛みを感じなくなる。やけどの範囲が広い場合や、深い場合は119番通報する。

6）歯の損傷

歯茎から出血した場合、ガーゼやティッシュペーパーなどで直接圧迫止血を行う。抜けた歯は可能であれば歯茎に戻し、歯科医師の診察を受ける。歯茎に戻せない場合は、抜けた歯を卵白または牛乳に浸し、以下医師の受診を受ける。

7）溺水

溺水では低酸素症の持続時間が転帰を決定する重要な因子であり、心停止状態では人工呼吸による酸素化が必要となる。溺水傷病者であっても、明らかな損傷や運動麻痺を認めない場合、飛び込みやウォータースライドによる事故ではない場合、飲酒していない場合は脊髄損傷の可能性は低いという報告がある。したがって、すべての溺水者に対して頭部保持を実施する必要はない。

溺れている人を見つけたらただちに119番通報（海上では118番）する。水面に浮いて助けを求めている場合は、空のペットボトルなどつかまって浮くことができそうなものを投げる。ロープがあれば投げ渡し、岸に引き寄せる。水没したら場所がわかるように確認しておき、救助の専門家に伝える。浅いプールなど救助側の安全が確保できる場合は、水没した人を救助する。水の流れがあるところや、水底がわからない場合は水に入らない。水から救出したら、安全な場所に移動させ、一次救命処置を開始する。水を吐かせるために溺れた人の腹部を圧迫する必要はない。

8）毒物の誤飲

医薬品だけでなく、農薬や漂白剤など様々な物が毒物になりうる。「何を」「どのくらい」「何で飲んだのか」が治療する上で重要な情報となる。残っている空袋や吐いた物は、救急隊や医師に見せるようにする。毒物誤飲がわかったら、無理に吐かせることや水や牛乳を飲まることはせず、速やかに119番通報する。

4．救急隊や医療機関との連携

現場では時に「救急車を呼ぶかどうか」判断に迷うことがある。その際に実用的なのは、総務省消防庁が作成した「救急車利用リーフレット」や「救急受診ガイド」がある。また、スマートフォン等のアプリを利用した「アプリ版救急受診ガイド」や、地域によって電話相談窓口として「救急安心センター事業　#7119」がある。このようなツールを利用し、緊急時に対応できるよう準備をしておくことが重要である。

119番通報する場合、一次救命処置やファーストエイドだけでなく、発生状況や行った処置を時系列でまとめ救急隊に申し送ることが重要である。119番通報でどのような情報を聞かれるのか（表8-2）、救急隊や医療機関が必要な情報は何かを知り、記録をしておくことが重要である。

表8-2　情報収集項目

【119番で聞かれる内容】
□住所
□状況（意識・呼吸の有無、年齢、性別など）
□通報者の情報（氏名、連絡先）

【救急隊/医療機関が知りたい主な情報】
□発生状況・時間経過
（何時/どこで/何をしていて/どうなった/行った処置）
□既往歴/アレルギー
□内服薬/かかりつけの病院
□家族への連絡
□名前、生年月日
□身長/体重
□その他（症状・状況による）

● 5．救急蘇生法に関する法律

　目の前で倒れた人に対して心肺蘇生を行いたいと思っても、うまくできなかった場合を考え、躊躇することが考えられる。

　民法698条に「緊急事務管理」という規定があり、救助者に悪意または重過失がない限り、傷病者から損害賠償を求められることがないと考えられている。また、刑法37条に「緊急避難」という規定があり、「自己又は他人の生命、身体、自由又は財産に対する現在の危難を避けるため、やむを得ずにした行為は、これによって生じた害が避けようとした害の程度を超えなかった場合に限り、罰しない。」と規定されている。そのため、善意に基づいて注意義務を尽くし心肺蘇生等を行った場合、民事上、刑事上の責任を問われないと考えられている。しかし、スポーツイベントなどで救護体制やスタッフ・AEDの配置に不十分な点があり、事故が起こった時の対応に過失がある場合、管理者の責任として訴訟に繋がるケースも報告されている。

　医師法17条では、「医師でなければ医業をなしてはならない」と定められている。医業とは、医療行為を反復継続する意図で行うという意味である。厚生労働省は、市民によるAEDの使用は医療行為に該当するが、反復継続する意図に該当せず、医業に当てはまらないため医師法違反にならないとの見解を示している。

参考文献

1. 応急手当指導者標準テキスト改訂委員会（編）：応急手当指導者標準テキスト ガイドライン2015対応．2016．東京法令出版．
2. 日本救急医療財団心肺蘇生法委員会（監）：改訂5版 救急蘇生法の指針2015（市民用）．2016．へるす出版．
3. 日本救急医療財団心肺蘇生法委員会（監）：改訂5版 救急蘇生法の指針2015（市民用・解説編）．2016．へるす出版．
4. 一般社団法人日本蘇生協議会(監)：JRC蘇生ガイドライン2015．2016．医学書院．
5. 一般社団法人JPTEC協議会：JPTEC外傷のためのファーストレスポンダーテキスト．2016．へるす出版．
6. 東京都アレルギー疾患対策検討委員会(監)：食物アレルギー緊急時対応マニュアル．東京都健康安全研究センター 企画調整部健康危機管理情報課．
7. 日本救急医学会 熱中症に関する委員会：本邦における熱中症の現状－ Heatstroke STUDY 2010最終報告－．日救急医会誌．2012:23:211-230.
8. 熱中症環境保健マニュアル 編集委員：熱中症環境保健マニュアル2014．環境省環境保健部環境安全課．

参考資料

日本救急医学会：熱中症診療ガイドライン2015
http://www.mhlw.go.jp/file/06-Seisakujouhou-10800000-Iseikyoku/
heatstroke2015.pdf

総務省消防庁：救急車利用リーフレット
http://www.fdma.go.jp/html/life/kyuukyuusya_manual/index.html

総務省消防庁：救急受診ガイド
http://www.fdma.go.jp/neuter/about/shingi_kento/h25/kinkyudohantei_
kensyo/03/kyukyujyusinguide2014.pdf

学校における緊急・災害時の対応
http://emergencyfirstaidinschool.com/

厚生労働省：非医療従事者による自動体外式除細動器（AED）の使用について.
http://www.mhlw.go.jp/file/04-Houdouhappyou-10802000-Iseikyoku-
Shidouka/0000111659.pdf

日本スポーツリハビリテーション学会
認定トレーナー試験　練習問題

基礎問題　25問

・筋、関節、骨の解剖学に関する問題　　　　　　　　　　　　　5問
・運動学に関する問題　　　　　　　　　　　　　　　　　　　5問
・整形外科（スポーツ傷害を含む）に関する問題　　　　　　　5問
・運動器疾患（スポーツ傷害を含む）の測定と評価に関する問題　10問

応用問題　25問

・運動器疾患の治療に関する問題　　　　　　　　　　　　　　10問
・運動療法、トレーニングに関する問題　　　　　　　　　　　10問
・その他の特殊療法に関する問題　　　　　　　　　　　　　　3問
・緊急措置に関する問題　　　　　　　　　　　　　　　　　　2問

筋、関節、骨の解剖学に関する問題

問題1　頸椎で誤っているのはどれか。
1．頸部の脊柱管は頸部伸展で拡大する。
2．第7頸椎棘突起は体表から容易に触診できる。
3．椎骨動脈が横突起に入るのは第6頸椎からである。
4．頸椎には生理的前弯がある。

問題2　骨盤で正しいのはどれか。
1．骨盤は腸骨、恥骨及び坐骨からなる。
2．鼠径靱帯は下前腸骨棘と恥骨結節とに付着する。
3．上前腸骨棘と坐骨結節とを結ぶ線をローザー・ネラトン線という。
4．左右の腸骨稜を結んだ線は第3・4腰椎間の位置である。

問題3　脊柱の靱帯で誤っているのはどれか。
1．黄色靱帯は椎弓間にある。
2．後縦靱帯は脊柱管の後壁を縦走する。
3．棘間靱帯は棘突起間にある。
4．前縦靱帯は椎体の前面を縦走する。

問題4　脊椎に付着しない筋はどれか。
1．菱形筋
2．板状筋
3．僧帽筋
4．前鋸筋

問題5　下記の説明で正しいのはどれか。
1．後十字靱帯は脛骨の前方への滑り出しを防ぐ
2．側副靱帯は膝関節伸展時に緊張する。
3．外側側副靱帯は外側半月と結合する
4．前十字靱帯は大腿骨と腓骨を連結する

運動学に関する問題

問題6　頸部の伸筋でないのはどれか。
1．肩甲挙筋
2．前斜角筋

3．僧帽筋

4．頸板状筋

問題7　頭頸部を右側に側屈させる筋はどれか。

1．右僧帽筋

2．右板状筋群

3．右斜角筋群

4．右棘上筋

問題8　骨盤傾斜角度で誤っているのはどれか。

1．正常では約30°である。

2．円背では減少する。

3．腰椎前湾の増強で増加する。

4．矢状面での第5腰椎上面の傾きで計測する。

問題9　偽関節後発部でないものはどれか。

1．前腕骨（橈骨・尺骨）

2．脛骨上位部

3．距骨頸部

4．大腿骨頸部

問題10　肩関節の参考可動域で誤っている組み合わせはどれか。

1．屈曲 －180度

2．伸展 －50度

3．外旋 －60度

4．内旋 －60度

整形外科（スポーツ傷害を含む）に関する問題

問題11　腰髄レベルの脊髄損傷による排尿障害で誤りはどれか。

1．横隔膜を収縮できない。

2．腹筋を収縮できない。

3．外肛門括約筋を収縮できない。

4．内肛門括約筋を弛緩できない。

問題12　骨折と麻痺の組み合わせで誤っているのはどれか。

1．頸椎脱臼骨折一四肢麻痺

2．鎖骨骨折－尺骨神経麻痺

3．上腕骨骨幹部骨折－橈骨神経麻痺

4．胸椎脱臼骨折－対麻痺

問題13　骨折部位の治癒時間の目安で誤っているのはどれか。

1．指骨－2週間

2．肋骨－3週間

3．鎖骨－8週間

4．大腿骨幹部－8週間

問題14　上腕骨顆状骨折の早期合併症で注意が必要なのはどれか。

1．腕神経叢麻痺

2．肺動脈血栓症

3．偽関節

4．フォルクマン拘縮

問題15　腰椎椎間板ヘルニアの所見で誤っているのはどれか。

1．下肢深部腱反射の亢進

2．膀胱直腸障害

3．下肢感覚低下

4．下肢筋力低下

運動器疾患（スポーツ傷害を含む）の測定と評価に関する問題

問題16　徒手筋力テストと測定時のとの組み合わせで、誤っているのはどれか。

1．大胸筋　　　：　筋力3　－　背臥位

2．外腹斜筋　　：　筋力2　－　座位

3．上腕二頭筋：　筋力2　－　座位

4．中殿筋　　　：　筋力3　－　側臥位

問題17　Danielsらの徒手筋力テストにおいて筋力2を抗重力位で判定するのはどれか。

1．肩関節屈曲

2．膝関節伸展

3．股関節外転

4．肘関節伸展

問題18 Danielsらの徒手筋力テストにおいて正しいのはどれか。

1. 6段階の順序尺度による測定法である。
2. 痙縮筋に対しても適用できる。
3. 筋力4以上は信頼性が高い。
4. 顔面筋は4段階で機能評価する。

問題19 腹臥位で膝関節の屈曲を指示したところ、膝関節の僅かな屈曲と股関節の軽度内転を認めた。代償運動を行った筋はどれか。

1. 薄筋
2. 腸腰筋
3. 縫工筋
4. 大腿四頭筋

問題20 関節可動域測定法（日本整形外科学会、日本リハビリテーション医学会基準）で基本軸の骨指標に肩峰が含まれないのはどれか。

1. 肩甲帯屈曲
2. 肩関節屈曲
3. 肩関節外旋
4. 肩関節外転

問題21 関節可動域測定法（日本整形外科学会、日本リハビリテーション医学会基準）による運動方向と基本軸との組み合わせで誤っているのはどれか。

1. 肩関節屈曲ー肩峰を通る床への垂直線
2. 前腕の回内ー床への垂直線
3. 膝関節屈曲ー大腿骨
4. 股関節屈曲ー上前腸骨棘と外果を結ぶ線

問題22 関節可動域測定法（日本整形外科学会、日本リハビリテーション医学会基準）において前腕回内位で測定するのはどれか。

1. 手関節尺屈
2. 肘関節屈曲
3. 手関節掌屈
4. 肩関節屈曲

問題23 関節可動域測定法（日本整形外科学会、日本リハビリテーション医学会基準）において運動方向と参考可動域の組み合わせで誤っているのはどれか。

1. 手関節背屈 ー 90°
2. 肘関節屈曲 ー 145°

3．肩関節伸展　－　50°
4．膝関節屈曲　－　130°

問題24　関節可動域測定で正しいのはどれか。
1．股関節屈曲角度は、膝屈曲位より膝伸展位の方が大きい。
2．股関節伸展角度は、膝屈曲位より膝伸展位の方が大きい。
3．股関節外転角度は、膝屈曲位より膝伸展位の方が大きい。
4．膝関節屈曲角度は、股屈曲位より膝伸展位の方が大きい。

問題25　身体測定で誤っているのはどれか。
1．上肢長は肩峰から橈骨茎状突起までの距離を測る。
2．下肢長は上前腸骨棘から足関節内果までの距離を測る。
3．上腕周囲径は上腕の中央で測る。
4．下腿周囲径は下腿の最も太いところで測る。

問題26　誤っている文章はどれか
1．自分の筋で動かす関節運動を自動運動と言う。
2．他者が動かす関節運動を他動運動と言う。
3．他動運動は自動運動より可動域が小さい。
4．抵抗に抗して動かす運動を抵抗運動と言う。

問題27　筋力トレーニングでは効果がないものを選択せよ
1．筋張力
2．瞬発力
3．持久力
4．巧緻性

問題28　トレーニングの5大原則に含まれないのはどれか
1．漸進性の原則
2．反復性の原則
3．個別性の原則
4．安全性の原則

問題29　筋力（筋張力）が最も大きくなるのはどれか
1．求心性収縮
2．等尺性収縮
3．遠心性収縮

4．等張性収縮

問題30 誤っている文章はどれか
1．揉捏法とは筋を握り圧を加えながら揉みほぐす手技である。
2．圧迫法とは筋に垂直に圧を加える手技である。
3．振せん法とは患部を圧迫し小さく叩く手技である。
4．叩打法はリズムよく叩く方法である。

問題31 筋のリラクゼーション手法で筋の緊張をゆるめることができない刺激はどれか
1．圧迫法
2．揉捻法
3．強擦法
4．叩打法

問題32 筋原線維はどれか

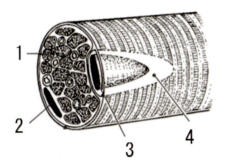

問題33 図のような変形を何というか適切なものを選択せよ
1．外反母指
2．内反母指
3．槌指
4．外反小指

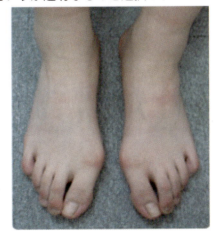

問題34 図のような変形を何というか適切なものを選択せよ

1．O脚変形
2．X脚変形
3．反張膝
4．外反膝

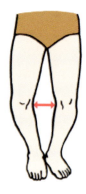

問題35 ダイエットに最も適する運動を選択せよ

1．スプリント走
2．マラソン
3．ジョギング
4．散歩

問題36 写真は大腿骨の断面であるが①は何か

1．骨梁である。
2．骨皮質である。
3．骨膜である。
4．骨軟骨である。

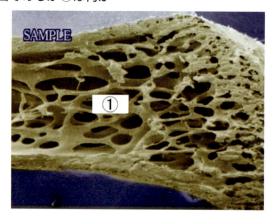

問題37 高齢者の骨折多発部位ではないのはどれか

1．大腿骨頸部
2．上腕骨頸部
3．脊椎椎体部
4．脛骨近位端部

問題38 スクワット動作の指導で誤っているのはどれか

1．両足は肩幅程度を目安にする。
2．素早く行うと効果が高い。
3．お尻を後ろへ突き出す様に行う。
4．膝はつま先より前に出さない。

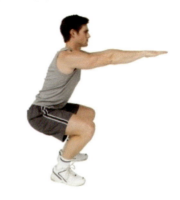

問題39 ラットプルダウンでトレーニング効果が期待できない筋はどれか

1．広背筋
2．大胸筋
3．腹直筋
4．上腕二頭筋

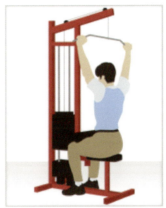 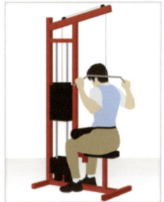

問題40 ショルダープレスマシーンで最もトレーニングできる筋はどれか

1．大胸筋
2．三角筋
3．広背筋
4．上腕二頭筋

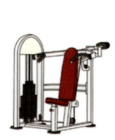 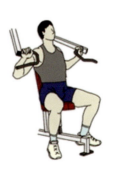 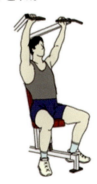

問題41 図の動作で注目すべき説明として誤っているのはどれか。
1．膝が内側に位置している。
2．足部は外側に位置している。
3．前十字靱帯損傷を発症しやすい。
4．外側側副靱帯損傷を発症しやすい。

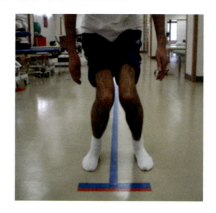

問題42 動作による筋力トレーニングで負荷を高くする指導で誤っているのはどれか
1．動作をゆっくり行わせる。
2．運動の範囲をより大きく深くする。
3．動作の途中で静止させる。
4．反動をつけて行わせる。

問題43 腰痛に対する運動療法と直接関係のないのはどれか
1．腹筋強化
2．脊柱起立筋強化
3．多裂筋強化
4．大殿筋強化

問題44 習慣的に運動を行ったときの身体的変化として誤っているのはどれか
1．安静時心拍数低下
2．骨密度増加
3．最大心拍数増大
4．最大酸素摂取量増大

問題45 リズミカルな動作を利用して可動域を拡大するストレッチングを何とよぶか
1．静的ストレッチング
2．動的ストレッチング
3．バリスティックストレッチング
4．PNFストレッチング

問題46　成人の体内の水分量で適切なものはどれか

1．40 ～ 50％
2．50 ～ 60％
3．60 ～ 70％
4．70 ～ 80％

問題47　捻挫直後の処置で誤っているのはどれか

1．アイスパックなどで冷却する。
2．動かさないように固定する。
3．弾性包帯などで圧迫する。
4．温熱療法で痛みを緩和する。

問題48　高齢者の体内水分量調整について誤っているのはどれか

1．喉の渇きを感じたらすぐに水分をとる。
2．運動の前に水分をとる。
3．寝る前に水分をとる。
4．日中は定期的に水分をとる。

問題49　次の文章で正しいのはどれか

1．熱中症はその程度によって１度～４度に分類できる。
2．1度が最も重症である。
3．熱失神と熱痙攣はどちらも１度である。
4．熱射病は４度である。

問題50　熱中症の文章で誤っているのはどれか

1．意識障害があり体温が40度以上あれば直ちに病院へ搬送する。
2．熱中症で死亡することはないので慌てないで対処する。
3．熱中症の症状で汗をかいている場合水分を補給する。
4．熱中症の症状に足が急に動かなくなることがある。

回　答

問　題	解　答	問　題	解　答
1	1	26	3
2	3	27	4
3	2	28	4
4	2	29	3
5	2	30	3
6	2	31	4
7	4	32	1
8	4	33	1
9	2	34	1
10	4	35	3
11	4	36	1
12	2	37	4
13	3	38	2
14	4	39	2
15	1	40	2
16	2	41	4
17	1	42	4
18	3	43	4
19	1	44	3
20	3	45	2
21	4	46	4
22	1	47	4
23	1	48	1
24	2	49	2
25	3	50	2

資料

資料1
1．日本スポーツリハビリテーション学会認定トレーナーとは
　筋力や持久力を鍛えるためのトレーニングメニューを作成し、外傷や怪我の予防や故障後のメンテナンスを担う職種として活躍したい人材を養成する教育課程制度である。

2．資格を取得するには
　1　本学会のトレーナー養成セミナーを利用する方法
本学会の会員で120時間以上のセミナーを受講すると、認定トレーナー資格試験を受ける資格が得られる。セミナーは、不定期に随時開催されるので本学会ホームページなどから、セミナーの内容、開催日程、場所を確認し、申し込む。
　2　本学会の養成課程認定制度を利用する方法
本学会より（認定トレーナー養成課程）の承認を受けた養成校及び養成機関において所定の科目（科目名は各校において異なる）を履修済みであり、卒業したものあるいは卒業見込みであれば認定試験を受ける資格が得られる。
※認定校制度の項目を参照

3．本学会から付与される称号
　認定試験に合格すると本学会から「日本スポーツリハビリテーション学会認定トレーナー」の称号が授与される。

　本学会のトレーナー養成セミナーを利用する方法で受講し、資格を取得した者は、受講した科目を無料で再履修できる（受講定員が超過した場合は再履修できないことがある）。認定校や認定機関で科目再履修を希望の者は該当校（あるいは機関）の担当者に確認すること。

　認定試験合格者で、本学会セミナーの講師活動を希望する者は、本学会の講師養成コースに進み、所定の過程あるいは条件を満たした場合に認定講師として認められる。
希望者は本学会のホームページに認定者リストとして氏名、所属先が掲載される。

4．認定試験までの流れ
（本学会のトレーナー養成セミナーを利用する場合）
①本学会へ入会する。
②試験内容を見て不得意科目を修得できるように受講計画を立てる。
③開講セミナーを自分のペースで履修する（どの科目から履修してもかまわない）。
※履修終了日に科目履修修了証が発行されるので保管する。
④認定試験受講資格（120時間）に達した時点で試験日を確認し受験申し込みをする。
⑤認定試験料15,000円を本学会へ支払う。

⑥筆記試験（100問）を受ける。
⑦後日、合否通知が郵送される。

（本学会のトレーナー養成課程認定校（機関）制度を利用する場合）
①本学会の認定トレーナー養成課程認定校（機関）に入学（あるいは所属）する。
②認定試験を受けるのに必要な科目（所属校によって科目名が異なります）を確認し履修する。
※所属校の科目履修が選択科目制度である場合には、この指定された科目を履修する。
③卒業証明書（または見込み証明書）と認定試験受験申込書を本学会事務局へ提出する。
※所属校の科目履修が選択科目制度である場合には、この指定された科目を履修したことを証明する書類（履修科目証明書あるいは成績証明書）が必要。
④認定試験料15,000円を本学会へ支払う。
⑤筆記試験（100問）を受ける。
⑥後日、合否通知が郵送される。

5．試験科目と内容
問題は本会が出版した認定トレーナーテキストから出題される。以下は科目別出題数と参考文献である。
1　筋・関節・骨の解剖学と運動学（20問）
・参考図書：運動学、解剖学、機能解剖学などについて記載された図書
・基礎運動学：医歯薬出版
・カパンディ機能解剖学：医歯薬出版
・日本人体解剖学：南山堂
・ネッター解剖学アトラス：南江堂
※上記と同等な内容を含む図書

2　整形外科学・スポーツ傷害（20問）
参考図書：整形外科学、スポーツ医学分野、スポーツ傷害について記載された図書
・標準整形外科学：医学書院
・今日の整形外科治療指針：医学書院
※上記と同等な内容を含む図書

3　運動器疾患・スポーツ傷害に対する測定評価（30問）
参考図書：運動器疾患の概論、診断、検査、測定および治療について記載された図書
・整形外科徒手検査法：メディカルビユー社
・運動機能検査法：南江堂
・測定と評価：医歯薬出版
・整形外科テスト法：医道の日本

・エビデンスに基づく整形外科徒手検査法：エルゼビアジャパン
※上記と同等な内容を含む図書

4　運動器疾患・スポーツ傷害に対する運動療法、トレーニング（20問）
参考図書：運動器疾患、スポーツ傷害あるいは障害予防に対するトレーニングについて
記載された図書
・運動療法全書：ガイアブック
・アスレティックリハビリテーション (公認アスレティックトレーナー専門科目テキストワークブック)：文光堂
・スポーツ医学研修ハンドブック　基本科目：文光堂
・トレーニング指導者テキスト　理論編：大修館
・トレーニング指導者テキスト　実践編：大修館
※上記と同等な内容を含む図書

5　その他特殊療法（手技療法・徒手療法・PNF・操体法・柔道整復・リラクゼーション）など（10問）
参考図書：その他運動器疾患の治療に必要な特殊技術について記載された図書
・整形徒手理学療法：医歯薬出版
・系統別治療手技の展開：協同医書
・オステオパシーアトラス－マニュアルセラピーの理論と実践：医道の日本社
・エビデンスに基づいた徒手療法：ガイアブックス
・カイロプラクティック教本　四肢編：医道の日本
・カイロプラクティック教本　体幹編：医道の日本
・PNFマニュアル：南江堂
・操体法入門：医道の日本
※上記と同等な内容を含む図書

６．養成課程認定校制度
　本学会が認定する医療資格・福祉資格・トレーニング指導者養成校、または養成機関
などで、所定の科目を履修済み（あるいは受験年度中に履修見込みで）であれば、養成
校卒業後（あるいは在学中）に認定試験を受験できる制度である。
※本学会から認定された養成校（機関）を卒業あるいは卒業見込み（修了あるいは修了
　見込）であり、所定科目を履修済みである場合に受験が認められる。所定科目とは、
　トレーナー認定試験を受験するために必要な履修科目である。認定養成校によって科
　目名は異なある（読み替え科目の項を参照）。

①認定の対象
　本学会が定める教育カリキュラムに沿った授業科目が開講されている、学校教育法

に基づく大学、短期大学、専門学校（専修学校専門課程設置）、または教育プログラムが実施されている学校法人以外の法人形態の団体（会社法人が経営する人材養成機関、フィットネスクラブなど）が対象となる。

※対象校・機関：主に以下のような教育機関が認定校対象となる。
・理学療法士、作業療法士、看護師などの資格に関する養成校
・柔道整復師、鍼灸マッサージ師、などの資格に関する養成校
・種々の団体が認定するトレーナー資格に関する養成校
・各種スポーツ関連の資格に関する養成校
・体育教員など各種教員免許資格に関する養成校
・健康運動指導士、健康運動実践指導者などの資格に関する養成校
・その他上記と同等な教育システムを備えた機関（事務局に相談のこと）

②養成課程認定校となるメリット
　養成校及び養成機関は、その名称を本学会の出版物・公式告知物等に掲載されるとともに、自ら養成校及び養成機関であることを対外的に告知できる。
認定トレーナー資格の試験日程を、自ら設定でき、学内あるいは機関内で受験させることができる。

③手続き
　所定の申請を審査のうえ養成課程認定の可否を通知します。認定登録は5年間有効（更新可能）。
※本会認定トレーナー養成課程申請書類を参照

※厚生労働省の国家資格養成機関、福祉資格者、トレーナー資格者、トレーニング指導者の養成校、あるいは本学会が認めたその他の資格養成機関であることが申請書提出の条件となる。

④読み替え科目（学習内容）：
　本学会認定トレーナー教本に基づき以下の読み替え科目を履修できる体制であること。
・筋、関節、骨の解剖学に相当する科目
・運動学に相当する科目
・整形外科（スポーツ傷害を含む）に相当する科目
・運動器疾患（スポーツ傷害を含む）の測定と評価に相当する科目
・運動器疾患（スポーツ傷害を含む）の治療に相当する科目
・運動器疾患（スポーツ傷害を含む）の運動療法、トレーニングに相当する科目
・運動器疾患（スポーツ傷害を含む）のその他の特殊療法に相当する科目

⑤教員：
　養成課程認定を受ける学校あるいは施設に指導できる教員（指導員）が所属していること
・主任教員（指導員）（略歴の提出必須）
・読み替え科目を担当する教員（指導員）（略歴の提出必須）
※主任教員（指導員）の役割：主任教員（指導員）の主な役割は以下の通りである。
・本学会との連絡窓口
・認定試験の実施責任
・所定科目全ての統括
・所定科目教員全ての統括

7．養成課程認定申請費用
①審査料（一学科あたり）20,000円　※申請時に必要
②登録料（一学科あたり）30,000円　※申請審査合格の場合のみ必要で5年間有効
③新登録料30,000円　※登録を更新する場合（6年目）に更新料が必要となる

8．認定トレーナー資格試験
初めて試験を受ける場合
①認定試験料15,000円/人
※認定試験合格と同時に認定者名簿に登録される。
②試験は養成課程主任教員（指導員）の管理の下実施される。

資格認定を更新する場合
本会認定トレーナー資格は2年間有効。それ以降、継続を希望する場合には２年毎に更新手続きが必要。
③認定更新料5,000円
※更新時期まで（2年間）の間に、本会主催するトレーナー養成セミナーあるいは学術集会などに参加し技術や知識の維持、研鑽に努めていること（更新時期までに最低１度はいずれかの集会に参加すること）。

更新手続きを行わなかった場合
更新手続きを行わなかった者が数年後に再度認定を取得するには、認定試験を再受験する必要がある。

資料2

1RM早見表

重量 (kg)	レップ数								
	2	3	4	5	6	7	8	9	10
40	42	43	44	46	47	48	50	52	53
42.5	45	46	47	49	50	51	53	55	57
45	47	49	50	52	53	54	56	59	60
47.5	50	51	53	55	56	57	59	62	63
50	53	54	56	58	59	60	63	65	67
52.5	55	57	58	60	62	63	66	68	70
55	58	59	61	63	65	66	69	72	73
57.5	60	62	64	66	68	69	72	75	76
60	63	65	67	69	71	72	75	78	80
62.5	66	68	69	72	74	75	78	81	83
65	68	70	72	75	77	78	81	85	86
67.5	71	73	75	78	80	81	84	88	90
70	74	76	78	81	83	84	88	91	93
72.5	76	78	80	83	86	87	91	94	96
75	79	81	83	86	89	90	94	98	100
77.5	81	84	86	89	91	93	97	101	103
80	84	86	89	92	94	96	100	104	106
82.5	87	89	92	95	97	99	103	107	110
85	89	92	94	98	100	102	106	111	113
87.5	92	95	97	101	103	105	109	114	116
90	95	97	100	104	106	108	113	117	120
92.5	97	100	103	106	109	111	116	120	123
95	100	103	105	109	112	114	119	124	126
97.5	102	105	108	112	115	117	122	127	130
100	105	108	111	115	118	120	125	130	133
102.5	108	111	114	118	121	123	128	133	136
105	110	113	117	121	124	126	131	137	140
107.5	113	116	119	124	127	129	134	140	143
110	116	119	122	127	130	132	138	143	146

索引

●A～Z

1RM（1 repetition maximum）	136
Adson テスト	65
AED 159, 160, 161, 164, 165, 166, 179, 180	
Allen テスト	65
Anterior apprehension test	68
Apprehension テスト	73
Drop arm sign	67
FTA	61
HAINES 体位	168
HOPS	59, 60
Jackson テスト	64
Knee-in toe-out	61
Lachman テスト	72
McMurray テスト	72
Morley テスト	65
PNF ストレッチング	108
Posterior apprehension test	68
Range of motion test : ROM-T	73
sagging サイン	72
Speed テスト	67
Spurling テスト	64
Thompson テスト	73
Windlass effect	55
Wright テスト	65
Yergason テスト	67

●あ行

アイスパック	95
アキレス腱	25
足のアーチ	54, 55
圧迫法	96, 97
アナフィラキシー	169
意識性の原則	135
Ⅰb抑制	106, 107
烏口上腕靱帯	19
烏口突起	11, 16
運搬角（carrying angle）	48
整形外科的検査	59, 60
腋窩	11
横隔膜	13
黄色靱帯	6
横突起	6, 8
横突孔	8

凹凸の法則	44
横紋筋	13
オーバーワーク	132
温熱刺激	93
温浴	94

●か行

外果	25
回外	18
回外足	61
回旋筋腱板（rotator cuff）	46
外側顆	24, 25
外側楔状骨	25
外側側副靱帯	27
外側縦アーチ	25
外側頭直筋	10
外側半月	27
回旋筋腱板	122, 123
回内	18
回内足	61
外反膝（X 脚）	52, 61
外反ストレステスト（valgus stress test）	68, 70
外反母趾	61
外腹斜筋	11
回復体位	167, 168, 170, 174
解剖学的指標	60
解剖学的立位肢位	39
外肋間筋	13
下顎挙上	174
下関節突起	6
可逆性の原理	134
角度計（ゴニオメータ）	73, 74
下肢アライメント	61
下肢機能軸（Mikulicz 線）	52
下肢伸展挙上テスト（Straight Leg Raising test）	66
下肢長	62
下腿筋	29
下腿三頭筋	118
下腿周径	63
下腿長	62
過負荷の原理	134
仮肋	9
寛骨	23, 24
寛骨臼	23
寛骨臼横靱帯	26

環軸関節‥‥‥‥‥‥‥‥‥‥‥‥‥ 7	牽引テスト‥‥‥‥‥‥‥‥‥‥‥ 64
関節窩‥‥‥‥‥‥‥‥‥‥‥‥‥‥ 7	腱画‥‥‥‥‥‥‥‥‥‥‥‥‥‥ 11
関節可動域測定‥‥‥‥‥ 73, 74, 82, 91	肩回旋筋腱板‥‥‥‥‥‥‥‥‥ 17
関節上腕靱帯‥‥‥‥‥‥‥‥‥ 19	肩甲胸郭関節‥‥‥‥‥‥‥‥‥ 16
環椎‥‥‥‥‥‥‥‥‥‥‥‥‥‥ 7	肩甲挙筋‥‥‥‥‥‥‥‥‥‥‥ 12
寒冷刺激‥‥‥‥‥‥‥‥‥‥‥ 95	肩甲棘‥‥‥‥‥‥‥‥‥‥‥‥ 16
気管支喘息発作‥‥‥‥‥‥‥ 169	肩甲骨‥‥‥‥‥‥‥‥‥‥‥‥ 16
基節骨‥‥‥‥‥‥‥‥‥‥‥‥ 19	肩甲骨周囲筋‥‥‥‥‥‥‥‥ 119
気道異物‥‥‥‥‥‥‥‥‥ 159, 166,	肩甲上腕関節‥‥‥‥‥‥‥‥‥ 16
基本的立位肢位‥‥‥‥‥‥‥‥ 39	肩甲上腕リズム‥‥‥‥‥‥‥‥ 47
Q アングル（Quadriceps angle）‥‥ 53, 61	肩鎖関節‥‥‥‥‥‥‥‥‥‥‥ 16
強擦法‥‥‥‥‥‥‥‥‥‥‥ 96, 97	検査測定‥‥‥‥‥‥‥‥‥‥ 59, 60
仰臥位‥‥‥‥‥‥‥‥‥‥ 167, 168	剣状突起‥‥‥‥‥‥‥‥‥‥‥ 9
胸郭‥‥‥‥‥‥‥‥‥‥‥‥ 8, 126	肩峰‥‥‥‥‥‥‥‥‥‥‥‥‥ 16
胸腔‥‥‥‥‥‥‥‥‥‥‥‥‥ 13	腱紡錘（ゴルジ腱器官）‥‥‥‥ 106
胸骨‥‥‥‥‥‥‥‥‥‥‥‥‥ 9	岬角‥‥‥‥‥‥‥‥‥‥‥‥‥ 24
胸骨圧迫‥‥‥‥‥‥ 162, 163, 164, 165	胸骨柄‥‥‥‥‥‥‥‥‥‥‥‥ 9
胸骨体‥‥‥‥‥‥‥‥‥‥‥‥ 9	後根‥‥‥‥‥‥‥‥‥‥‥‥‥ 14
胸鎖関節‥‥‥‥‥‥‥‥‥‥‥ 16	後斜角筋‥‥‥‥‥‥‥‥‥‥‥ 10
胸鎖乳突筋‥‥‥‥‥‥‥‥‥‥ 10	後十字靱帯‥‥‥‥‥‥‥‥‥‥ 27
胸神経‥‥‥‥‥‥‥‥‥‥‥‥ 13	後縦靱帯‥‥‥‥‥‥‥‥‥‥‥ 6
胸椎‥‥‥‥‥‥‥‥‥‥‥‥ 5, 8	項靱帯‥‥‥‥‥‥‥‥‥‥‥‥ 6
胸腰筋膜‥‥‥‥‥‥‥‥‥‥‥ 11	叩打法‥‥‥‥‥‥‥‥‥‥‥ 96, 97
棘果長‥‥‥‥‥‥‥‥‥‥‥‥ 62	後頭骨‥‥‥‥‥‥‥‥‥‥‥ 7, 10
棘上靱帯‥‥‥‥‥‥‥‥‥‥‥ 6	広背筋‥‥‥‥‥‥‥‥‥‥ 12, 122
棘突起‥‥‥‥‥‥‥‥‥‥‥‥ 6	合法的立場‥‥‥‥‥‥‥‥‥‥ 2
距骨‥‥‥‥‥‥‥‥‥‥‥‥‥ 25	後方引き出しテスト‥‥‥‥‥‥ 71
距骨下関節‥‥‥‥‥‥‥‥‥‥ 28	股関節‥‥‥‥‥‥‥‥‥‥‥‥ 26
距踵舟関節‥‥‥‥‥‥‥‥‥‥ 28	股関節内転筋群‥‥‥‥‥‥‥ 117
距腿関節‥‥‥‥‥‥‥‥‥ 25, 28	呼吸器筋‥‥‥‥‥‥‥‥‥‥‥ 13
胸椎横突起‥‥‥‥‥‥‥‥‥‥ 8	骨盤‥‥‥‥‥‥‥‥‥‥‥‥‥ 24
棘間靱帯‥‥‥‥‥‥‥‥‥‥‥ 6	骨盤腔‥‥‥‥‥‥‥‥‥‥‥‥ 24
棘筋‥‥‥‥‥‥‥‥‥‥‥‥‥ 12	個別性の原則‥‥‥‥‥‥‥‥ 135
緊急事務管理‥‥‥‥‥‥‥‥ 179,	コンパウンドセット法‥‥‥‥‥ 139
緊急避難‥‥‥‥‥‥‥‥‥‥ 179	
筋タイトネス‥‥‥‥‥‥‥‥‥ 80	●さ行‥‥‥‥‥‥‥‥‥‥‥‥●
筋紡錘‥‥‥‥‥‥‥‥ 106, 132, 133	
脛骨‥‥‥‥‥‥‥‥‥‥‥‥‥ 25	最終域感（end feel）‥‥‥‥‥ 74
軽擦法‥‥‥‥‥‥‥‥‥‥‥ 96, 97	最長筋‥‥‥‥‥‥‥‥‥‥‥‥ 12
頸神経‥‥‥‥‥‥‥‥‥‥‥‥ 13	サウナ‥‥‥‥‥‥‥‥‥‥‥‥ 95
頸神経叢‥‥‥‥‥‥‥‥‥‥‥ 14	鎖骨‥‥‥‥‥‥‥‥‥‥‥‥‥ 11
継続・反復性の原則‥‥‥‥‥ 135	坐骨‥‥‥‥‥‥‥‥‥‥‥‥‥ 23
頸長筋‥‥‥‥‥‥‥‥‥‥‥‥ 10	坐骨結節‥‥‥‥‥‥‥‥‥‥‥ 23
頸椎‥‥‥‥‥‥‥‥‥‥‥‥‥ 5	坐骨大腿靱帯‥‥‥‥‥‥‥‥‥ 26
けいれん‥‥‥‥‥‥‥ 169, 170, 171	三角筋‥‥‥‥‥‥‥‥‥‥ 120, 121
楔舟関節‥‥‥‥‥‥‥‥‥‥‥ 28	漸進性の原則‥‥‥‥‥‥‥‥ 135
結節間溝‥‥‥‥‥‥‥‥‥‥‥ 17	子果長‥‥‥‥‥‥‥‥‥‥‥‥ 62
楔立方関節‥‥‥‥‥‥‥‥‥‥ 28	軸椎‥‥‥‥‥‥‥‥‥‥‥‥‥ 7
牽引‥‥‥‥‥‥‥‥‥‥‥‥‥ 96	止血‥‥‥‥‥‥ 174, 175, 176, 177

指骨……………………………… 18, 25	身体重心…………………………… 40, 41
支持基底面………………………… 42	身体の基本面……………………… 40
四肢周径…………………………… 63	伸張反射… 106, 107, 108, 132, 133, 148, 150
四肢長……………………………… 62	心肺蘇生法………………… 160, 162, 179
矢状面………… 40, 41, 42, 49, 56, 57	真肋………………………………… 9
視診……………………………… 59, 60	髄核………………………………… 7
指節間関節……………………… 20, 28	水平面…………40, 41, 45, 55, 56, 57
指節骨……………………………… 19	スーパーセット法………………… 139
膝蓋腱……………………………… 25	スカルパ三角…………………… 50, 51
膝蓋骨……………………………… 24	screw-home movement …………… 54
膝関節…………………………… 27, 28	ストレッチング…………… 105 〜 128
歯突起……………………………… 7	スロートレーニング……………… 131
尺側手根屈筋…………………… 125, 126	整形外科的テスト……………… 60, 64
尺側手根伸筋…………………… 124, 125	静的収縮（等尺性収縮）………… 44
尺骨……………………………… 18	静的（スタティック）ストレッチング…… 105
舟状骨……………………………… 25	生理的弯曲……………………… 6, 60
自由上肢…………………………… 15	脊髄………………………………… 6
重心線…………………………… 41, 43	脊髄神経…………………………… 13
揉捻法…………………………… 96, 97	脊柱………………………………… 5
手関節……………………………… 18	脊柱管……………………………… 6
手関節背屈テスト（Thomsen test）……… 69	脊柱起立筋………………………… 12
手根間関節………………………… 19	セルフ・ストレッチング………… 105
手根管症候群……………………… 18	線維輪……………………………… 7
手根骨……………………………… 18	前額面………… 40, 41, 42, 45, 47, 49, 55
手根中央関節……………………… 19	前鋸筋……………………………… 12
種子骨……………………………… 24	仙骨……………………………… 8, 24
上関節突起………………………… 6	仙骨神経…………………………… 13
小胸筋……………………………… 11	仙骨神経叢………………………… 14
小結節……………………………… 17	前根………………………………… 14
上後腸骨棘………………………… 23	前斜角筋…………………………… 10
踵骨……………………………… 25	前十字靱帯………………………… 27
小骨盤……………………………… 24	前縦靱帯…………………………… 6
上肢帯……………………………… 15	仙腸関節………………………… 8, 24
上肢長……………………………… 62	前頭直筋…………………………… 10
上前腸骨棘………………………… 23	前捻角……………………………… 50
小転子……………………………… 24	前方引き出しテスト……………… 71
傷病者評価………………………… 173	全面性の原則……………………… 134
情報収集項目……………………… 178	前腕長……………………………… 62
踵立方関節………………………… 28	僧帽筋……………………………… 12
上腕骨滑車……………………… 17, 18	僧帽筋……………………………… 120
上腕骨小頭………………………… 17	足筋………………………………… 29
上腕三頭筋……………………… 123, 124	足根間関節………………………… 28
上腕周径…………………………… 63	足根骨……………………………… 25
上腕二頭筋……………………… 123, 124	足根中足関節……………………… 28
触診……………………… 59, 60, 70, 71	足内在筋…………………………… 29
ショック体位……………………… 168	鼠径靱帯…………………………… 11
尻上がり現象……………………… 81	
人工呼吸………………… 163, 164, 177	
身体計測…………………………… 62	

●た行･････････････････････････････････････●

体幹･･･････ 111, 113, 115, 117, 120, 122, 126
大胸筋･････････････････････････････ 11, 121, 122
大結節･･･････････････････････････････ 11, 17
大骨盤･･････････････････････････････････ 24
大腿筋膜張筋･･･････････････････････ 115, 116
大腿脛骨角（Femorotibial angle：FTA）･･･ 52
大腿骨･･････････････････････････････････ 24
大腿骨頸･･･････････････････････････････ 24
大腿骨頸体角･･･････････････････････････ 50
大腿骨頭靱帯･･･････････････････････････ 26
大腿周径･･･････････････････････････････ 63
大腿神経伸展テスト（Femoral Nerve Stretch test）･･･ 66
大腿長･････････････････････････････････ 62
大腿四頭筋･･･････････････････････ 110, 111
大殿筋･････････････････････････････ 113, 114
大転子･････････････････････････････････ 24
大内転筋･･･････････････････････････ 117, 118
短縮性収縮（求心性収縮）･･･････････････ 44
短橈側手根伸筋･･･････････････････ 124, 125
恥骨･･････････････････････････････････ 11, 23
恥骨間円板･･･････････････････････････ 24
恥骨結合･･･････････････････････････････ 23
恥骨大腿靱帯･･･････････････････････････ 26
遅発性筋肉痛･･････････････････････････ 130
中間楔状骨･････････････････････････････ 25
中指伸展テスト･･･････････････････････ 70
中斜角筋･･･････････････････････････････ 10
中手間関節･････････････････････････････ 20
中手骨･････････････････････････････････ 18
中節骨･････････････････････････････････ 19
中足間関節･････････････････････････････ 28
中足骨･････････････････････････････････ 25
中足指節関節･･･････････････････････････ 28
中殿筋･････････････････････････････ 113, 114
チューブトレーニング･･･････････････ 154
超回復･････････････････････････････････ 132
腸脛靱帯･･･････････････････････････････ 115
腸骨･･･････････････････････････････････ 8, 23
腸骨大腿靱帯･･･････････････････････････ 26
腸骨翼･････････････････････････････････ 23
腸骨稜･････････････････････････････ 11, 23
長橈側手根伸筋･･･････････････････ 124, 125
腸腰筋･････････････････････････････････ 115
腸肋筋･････････････････････････････････ 12
椎間孔･････････････････････････････････ 14
椎間円板･･･････････････････････････････ 6
椎弓･･･････････････････････････････････ 6

椎孔･･･････････････････････････････････ 6
椎骨･･･････････････････････････････････ 5
椎骨動脈･･･････････････････････････････ 8
椎体･･･････････････････････････････････ 6
低血糖･････････････････････････････････ 169
低体温症･･･････････････････････････････ 172
ディトレーニング･････････････････････ 131
てこ･･･････････････････････････････････ 43
デルマトーム（皮膚知覚帯）･････････････ 14
殿筋群･････････････････････････････ 113, 114
橈骨･･･････････････････････････････････ 18
橈骨手根関節･･･････････････････････････ 19
橈骨輪状靱帯･･･････････････････････････ 19
橈尺関節･･･････････････････････････････ 19
橈側手根屈筋･･･････････････････････････ 125
等速性収縮･････････････････････････････ 44
頭長筋･････････････････････････････････ 10
等張性収縮･････････････････････････････ 44
動的アライメント･････････････････････ 61
動的（ダイナミック）ストレッチング･････ 108
頭部保持･･･････････････････････････ 173, 177
特異性の原理･･････････････････････････ 134
徒手筋力検査（Manual muscle testing: MMT）
･････････････････････････････ 82, 83, 91
徒手による刺激･････････････････････････ 96
トレーナ･･･････････････････････････ 1, 2, 3
トレンデレンブルグ・テスト（Trendelenburg test）･･･ 66

●な行･････････････････････････････････････●

内果･･･････････････････････････････････ 25
内側顆･････････････････････････････ 24, 25
内側楔状骨･････････････････････････････ 25
内側側副靱帯･･･････････････････････････ 27
内側縦アーチ･･･････････････････････････ 25
内側半月･･･････････････････････････････ 27
内反膝（O 脚）･･････････････････････ 52, 61
内反ストレステスト（varus stress test）･･･ 69, 71
内腹斜筋･･･････････････････････････････ 11
内肋間筋･･･････････････････････････････ 13
肉離れ･････････････････････････････････ 130
猫背･･･････････････････････････････････ 60
熱中症･･･････････ 170, 171, 172, 179, 180
熱中症チェックリスト･･･････････････････ 171
脳卒中･････････････････････････････････ 173

●は行･････････････････････････････････････●

パートナー・ストレッチング･･････････････ 105

背部叩打法………………………………… 166	腰椎……………………………………… 5
白線……………………………………… 11	腰方形筋………………………………… 11
薄筋…………………………… 117, 118	抑止テスト（Break test）……………… 82
馬尾……………………………………… 13	横アーチ………………………………… 25
パフォーマンステスト………………… 82	
ハムストリングス………… 111, 112, 113	**●ら行**……………………………●
バリスティックストレッチング……… 108	
半関節…………………………………… 8	ランドマーク…………………………… 60
尾骨……………………………………… 24	リクルートメント……………………… 131
尾骨神経………………………………… 13	立方骨…………………………………… 25
脛骨粗面………………………………… 25	リラクゼーション……… 93, 94, 95, 96
腓骨……………………………………… 25	輪帯……………………………………… 26
尾椎……………………………………… 8	ルーの法則……………………………… 134
腓腹筋…………………………… 118, 119	レップ…………………………………… 136
ヒューター線・ヒューター三角………… 48	ローザー・ネラトン線………………… 51
ピラミッド法…………………………… 137	肋横突関節……………………………… 8, 9
ヒラメ筋………………………… 118, 119	肋椎関節………………………………… 9
ファーストエイド… 159, 167, 169, 173, 178	肋骨……………………………………… 9
腹横筋…………………………………… 11	肋骨結節………………………………… 8
腹腔……………………………………… 13	肋骨頭関節……………………………… 8, 9
腹式呼吸………………………………… 13	
腹直筋…………………………………… 11	**●わ行**……………………………●
腹直筋鞘………………………………… 11	
腹部突き上げ法………………… 166, 167	腕尺関節………………………………… 19
物理的刺激……………………………… 93	腕神経叢………………………………… 14
浮遊肋…………………………………… 9	腕橈関節………………………………… 19
プライオリティ（優先性）の原則……… 138	
プライオメトリックトレーニング……… 148	
不良姿勢………………………………… 60	
フリーウエイト………………………… 143	
分界線…………………………………… 24	
閉鎖孔…………………………………… 23	
平面関節………………………………… 8	
扁平骨…………………………………… 9	
偏平足…………………………………… 61	
ホットパック…………………………… 93, 94	

●ま行……………………………●

マシーントレーニング………………… 139
マッサージ………… 96, 97, 100, 103,
マッスルメモリー……………………… 131
末節骨…………………………………… 19
問診……………………………………… 59, 60

●や行……………………………●

腰神経…………………………………… 13
腰神経叢………………………………… 14

●協力
表紙・本文デザイン：CREATIVE CONCEPT
DTP：フォルサ
手技出演：大塚梢
モデル：梅沢友里永
撮影：波多野匠

JSSR認定トレーナーテキスト

2017年7月25日　第1版　第1刷発行

監修：JSSR認定トレーナーテキスト編集委員会
発行者：勝政和生
制作・販売：株式会社 医学映像教育センター
〒168-0074　東京都杉並区上高井戸1-8-17
TOYA BLDG.7
TEL: 03-3329-1241
URL: http://www.igakueizou.co.jp
印刷：大日本印刷株式会社

©日本スポーツリハビリテーション学会
落丁本・乱調本はお取り替え致します
ISBN 978-4-86243-752-5
禁無断転載

日本スポーツリハビリテーション学会認定トレーナー試験申込書

（ふりがな）	（　　　　　　　　　　　　　　　　　　　　　　　）
氏　　　　名	
生年月日（西暦）	年　　　　　月　　　　　日
本　籍　地	〒
現　住　所	〒
勤務先または養成校名	
受験希望地	都　・　道　・　府　・　県
受験希望日	年　　　　　月　　　　　日

※受験費 15,000 円を指示された方法で納入して下さい。

業務用欄	（以下は記入しないで下さい）
受験番号	
納入確認	
合否確認	

上記を記入の上、下記まで郵送、FAX、またはPDFを送付

日本スポーツリハビリテーション学会事務局
〒194-0298
東京都町田市相原町4342
法政大学スポーツ健康学部　353研究室内
FAX：042-783-2036
E-mail：suporiha@yahoo.co.jp
http://suporiha.kenkyuukai.jp/information/